主审：张天宇

耳朵的重生

耳再造护理手册

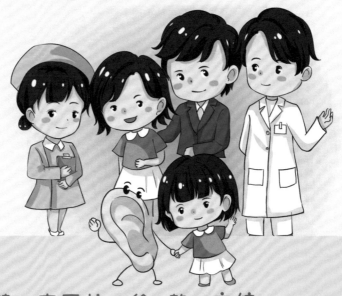

归纯漪　李辰龙　徐　静　主编

中国出版集团公司
世界图书出版公司
广州·上海·西安·北京

图书在版编目（CIP）数据

耳朵的重生：耳再造护理手册 / 归纯漪，李辰龙，徐静主编 . -- 广州：世界图书出版广东有限公司，2022.9

ISBN 978-7-5192-9913-2

Ⅰ.①耳…　Ⅱ.①归…　②李…　③徐…　Ⅲ.①外耳—修复术—护理学—手册　Ⅳ.① R473.76-62

中国版本图书馆 CIP 数据核字（2022）第 174667 号

书　　　名	耳朵的重生：耳再造护理手册	
	ERDUO DE CHONGSHENG ER ZAIZAO HULI SHOUCE	
主　　　编	归纯漪　李辰龙　徐　静	
责任编辑	曹桔方	
装帧设计	张乾坤	
责任技编	刘上锦	
出版发行	世界图书出版有限公司	
	世界图书出版广东有限公司	
地　　　址	广州市海珠区新港西路大江冲 25 号	
邮　　　编	510300	
电　　　话	020-84460408	
网　　　址	http://www. gdst. com. cn	
邮　　　箱	wpc_gdst@163.com	
经　　　销	各地新华书店	
印　　　刷	广州市迪桦彩印有限公司	
开　　　本	880 mm × 1230 mm　1/32	
印　　　张	6	
字　　　数	44 千字	
版　　　次	2022 年 9 月第 1 版　2022 年 9 月第 1 次印刷	
国际书号	ISBN 978-7-5192-9913-2	
定　　　价	45.00 元	

咨询、投稿：020-84460408　gdstcjf@126.com

编 委 会

吴怡安（复旦大学附属眼耳鼻喉科医院）

沈丽娜（复旦大学附属眼耳鼻喉科医院）

张天宇（复旦大学附属眼耳鼻喉科医院）

张君莉（复旦大学附属眼耳鼻喉科医院）

张竞男（复旦大学附属眼耳鼻喉科医院）

林海燕（中山大学孙逸仙纪念医院）

罗秋平（复旦大学附属眼耳鼻喉科医院）

周兰平（安徽医科大学第二附属医院）

周燕春（上海交通大学医学院附属第九人民医院）

郑洁清（复旦大学附属眼耳鼻喉科医院）

赵　薇（上海交通大学医学院附属第九人民医院）

俞施思（复旦大学附属眼耳鼻喉科医院）

夏余芝（安徽医科大学第二附属医院）

钱　辉（复旦大学附属眼耳鼻喉科医院）

高佳颖（复旦大学附属眼耳鼻喉科医院）

黄　静（复旦大学附属眼耳鼻喉科医院）

崔梦超（复旦大学附属眼耳鼻喉科医院）

傅窈窈（复旦大学附属眼耳鼻喉科医院）

谢佳利（复旦大学附属眼耳鼻喉科医院）

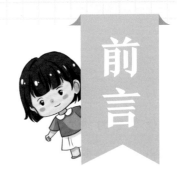

前言

　　耳作为五官之一，不仅是人体极其重要的听觉和平衡感觉器官，还具有佩戴眼镜、口罩、助听器及耳饰等辅助功能，在文明进程中更是被赋予了深刻的内涵，也在文化、社会、心理等方面扮演着重要的角色。

　　近年来，随着"整形外科专科化"理念的逐步完善，多学科诊疗的融合与发展，各种治疗技术的不断提升，越来越多的耳畸形患者选择全耳再造术进行修复。但随之而来的是大量患者及家庭对诊疗方案的困惑、对手术效果的疑虑以及对院外护理的束手无策。基于此，我们凝聚专业团队的力量编写本书。

　　让每一位耳畸形患者都能获得理想的耳郭外形和听觉功能，是我们的不懈追求。在编写本书前期，我们通过对门诊及住院诊疗的耳畸形患者及家庭进行了深度访谈，全面、深入地收集患者的主要诉求。本书以小天使馨馨为线索，深入浅出、图文并茂地展示耳畸形患者出生后的求医之路。我们将晦涩难懂的医学术语，用通俗易懂的文字并辅以原创漫画进行呈现。通过生动有趣、寓教于乐的阅读，患者和家属可以了解全耳再造的诊疗过程，消除不安和疑虑，掌握诊疗后的家庭护理。

本书由复旦大学附属眼耳鼻喉科医院眼耳鼻整形外科团队与上海红十字南丁格尔志愿护理服务队领衔编写，编写过程中得到了解放军空军军医大学第一附属西京医院、上海交通大学医学院附属第九人民医院、中国医学科学院整形外科医院、昆明市儿童医院、山东省耳鼻喉医院、湖南省儿童医院、中山大学孙逸仙纪念医院和安徽医科大学第二附属医院的鼎力支持。这使得本书能够从特色专科护理角度出发，进行权威、专业的解答。

尽管我们对本书的编写力图精益求精，以臻完善，但由于时间仓促，篇幅和水平的局限，总会顾此失彼，谬误难免，在此敬请同道斧正！

编　者

2022 年 5 月

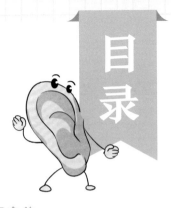

目录

第一章

没关系，天使降临会有不完美

一、"折翼天使"的前传

"哇……"伴随着一声啼哭，我们美丽的天使小馨馨降临人间。爸爸、妈妈十分开心，但细心的妈妈欢喜之余，发现小馨馨的右耳长得像个小花生，并且没有耳道，原来天使的降临也会不完美呢。

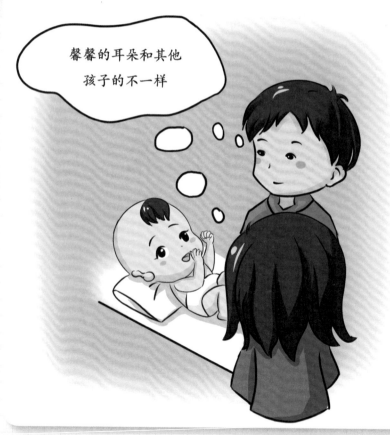

馨馨的耳朵和其他孩子的不一样

　　对于小馨馨的这种情况，临床医学诊断为先天性外中耳畸形，是指胚胎发育异常，出现外耳、中耳等结构和形态的畸形，它的发病率为0.83/10 000～17.4/10 000，占比还是不少的。一般来说，此病患者中男孩要多于女孩，男女之比约为2:1。通常右耳畸形比较常见，双耳畸形占10%左右，小馨馨就属于右侧先天性外中耳畸形（通常人们也称之为先天性小耳畸形）。

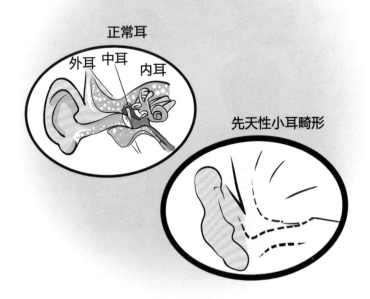

正常耳

外耳　中耳　内耳

先天性小耳畸形

为什么小馨馨的耳朵和其他小朋友不一样呢？

很多先天性小耳畸形都很难被发现有什么特殊的直接致病因素。为了解释和解决小馨馨的耳朵问题，国内外很多医生、科学家都进行了研究探索。目前看来，先天性小耳畸形与遗传、环境、药物因素都有一定关系。

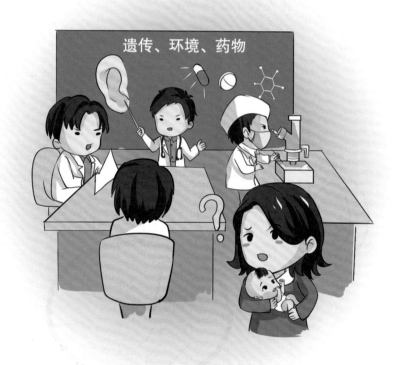

　　由于遗传因素参与其中，有先天性小耳畸形的父母更容易生出小耳畸形的宝宝。有家族遗传背景的综合征型小耳畸形现已被发现了明确的致病基因。而对于散发的小耳畸形，就像小馨馨的爸爸妈妈都是健康的而小馨馨却有小耳畸形的这种类型，其病因复杂，目前科学家们还没有发现明确的致病机制。

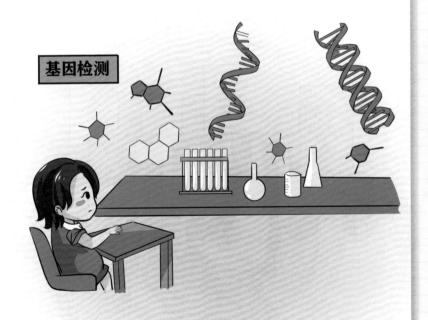

基因检测

现在国家越来越发达，工业制造产生的有毒有害气体会对环境造成污染，环境污染也是影响宝宝健康的杀手之一。还有吸烟，孕妈妈长期处于一个有烟的环境，也容易导致孩子出现畸形，所以一定要远离有烟环境，禁止家庭成员吸烟哦。

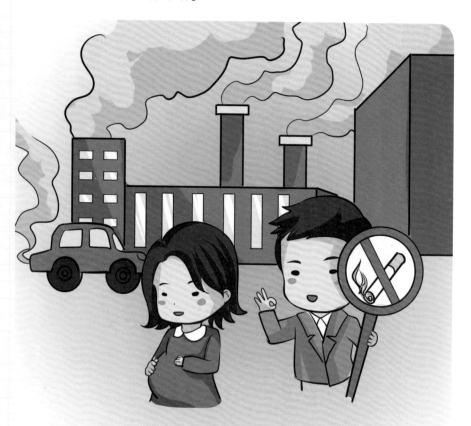

　　化学制剂，如某些药物也可能会对肚子里的宝宝产生伤害，所以孕妈妈一定要远离这些物质，尤其是怀孕的前3个月内，千万不要生病哦！同时孕期也要增强抵抗力，在医生的指导下适当补充叶酸，可以减少畸形的发生。

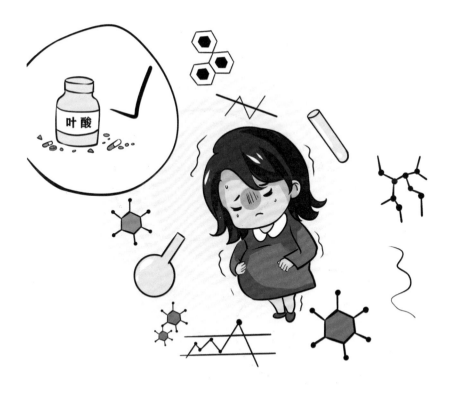

二、形形色色的耳朵

按照最新的外中耳畸形分类、分型、分度系统，小馨馨的这种"花生耳"是耳郭结构畸形中的小耳畸形型Ⅲ度。除此之外，还有许多形形色色的耳朵，就让我们来了解一下吧！

首先，耳郭畸形按照是否伴有明显的软骨发育不全分为形态畸形与结构畸形两大类。

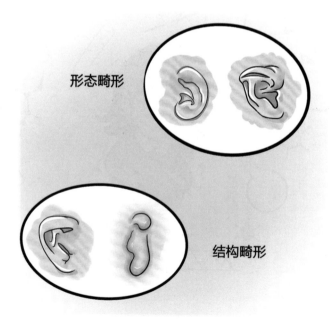

形态畸形

结构畸形

其次，耳郭畸形虽然形态各异，但也有一定的规律可循，常见的耳郭畸形按畸形形态特征可以分为 10 个类型，分别为杯状耳型、招风耳型、隐耳型、猿耳型、耳甲粘连型、小耳畸形型、耳垂型、耳甲异常凸起型、耳轮畸形型和耳屏附耳型；每一型按其轻重程度又分为 3 度。一起来看看吧！

① 杯状耳型

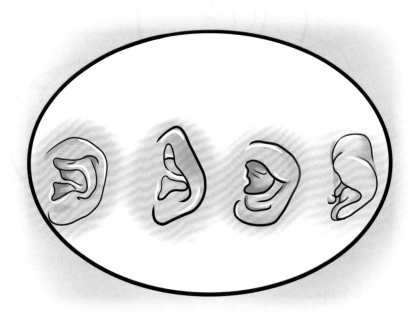

杯状耳型的特点为小、招、低、倾，形似杯子。

❷ 招风耳型

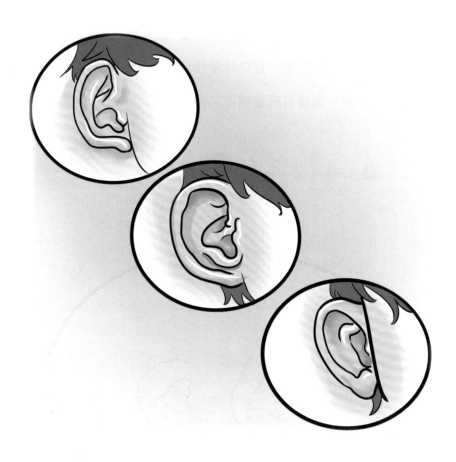

招风耳型的特点为颅耳夹角的角度大于 30°，颅耳间的距

离大于 2.1cm。

❸ 隐耳型

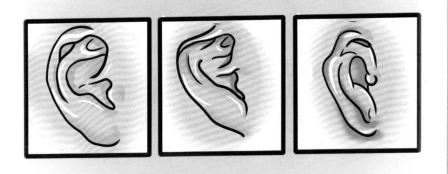

隐耳型的特点为耳郭上缘隐于颞部皮下。

④ 猿耳型

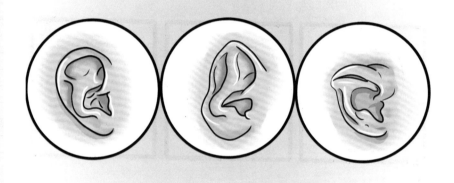

猿耳型，又叫精灵耳，它的特点为多出异常凸起的第三脚。

⑤ 耳甲粘连型

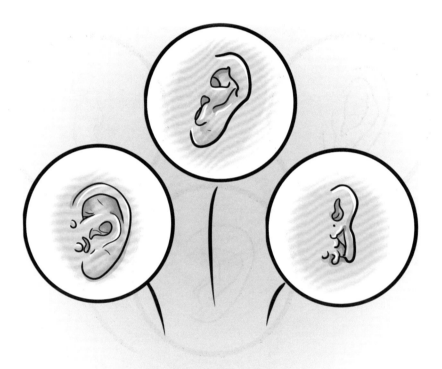

耳甲粘连型的特点为耳郭前后异常，耳甲腔前后相接。

⑥ 小耳畸形型

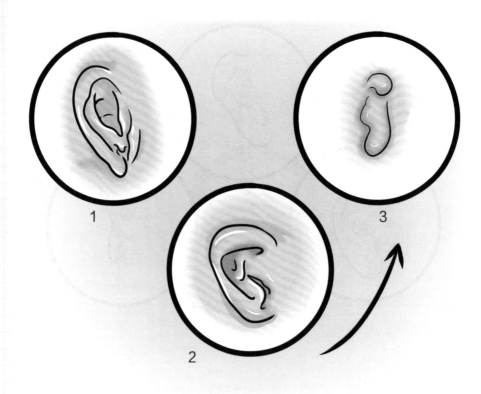

小耳畸形型的特点为耳郭软骨发育不全，小馨馨就是第
3 张图片中的这一种。

⑦ 耳垂型

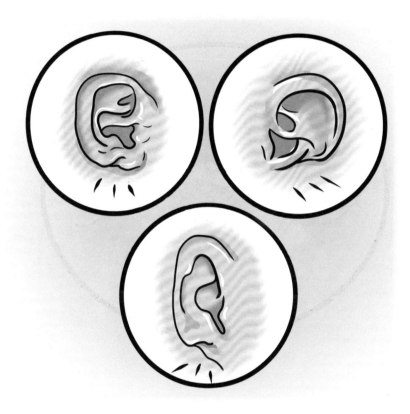

耳垂型的特点为耳垂发育不良。

⑧ 耳甲异常凸起型

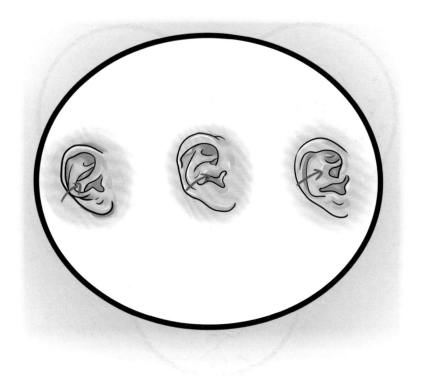

　　耳甲异常凸起型的特点为在原本应该凹陷的耳甲腔位置有

很明显的凸起。

⑨ 耳轮畸形型

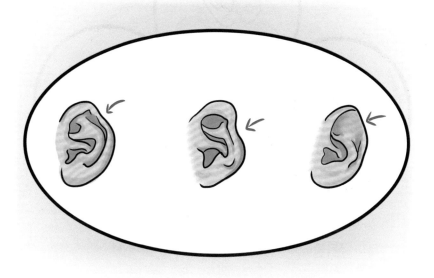

耳轮畸形型的特点为耳轮扁平或异常。

⑩ 耳屏附耳型

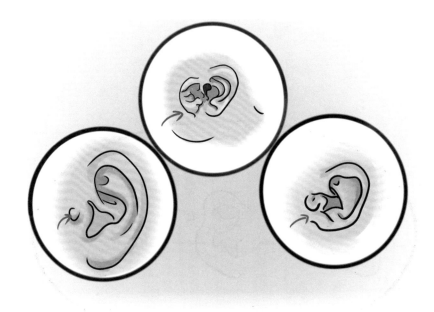

耳屏附耳型的特点为耳郭前有多余皮赘或软骨。

　　耳郭畸形的常用治疗方式包括耳模矫正、耳整形和耳再造。我们把形形色色的耳朵这么一分类，可以有针对性地指导每一种耳朵畸形的治疗方式，以达到最佳的治疗效果。

第二章

莫等闲，耳朵矫正有妙招

一、耳模虽小，作用真大

小馨馨听说有些耳朵不用手术就能矫正，那她的耳朵也可以这样吗？医生告诉小馨馨，先天性外中耳畸形分为两种，一种是她这样的，叫结构畸形，是很难矫正的；还有一种是形态畸形，耳朵看上去有些扭曲变形，是可以通过耳模进行矫正的，但是耳模矫正需要在出生2个月内进行，越早矫正效果越好。

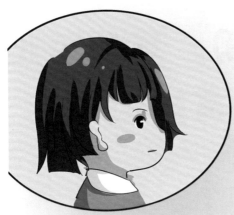

结构畸形，
耳模矫正
不合适

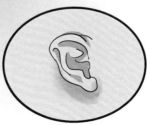

形态畸形，
2个月内矫正
效果好

那什么是耳模矫正呢？耳模矫形器长什么样呢？原来，出生早期耳郭软骨在力学作用下容易塑形，耳模矫正正是利用这一原理。现在常用的是综合式矫形器，它包括1个支架、1个耳轮牵引器和1个耳甲矫正器，塑形后再通过胶布进行固定，具有操作时间短、疗效好、安全性高的优点。

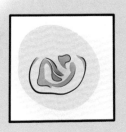
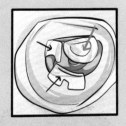
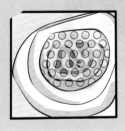

综合式矫形器

　　小馨馨看到有医生正在治疗室给小婴儿做耳模矫正。原来耳模矫形器需要佩戴3周左右，每周更换1次，佩戴的时候还不能进行洗头、洗澡等会沾水的事项。如果沾水的话，胶布就不黏了。耳模虽小，但它对形态畸形的治疗有效率竟然超过95%，作用可真大呢！

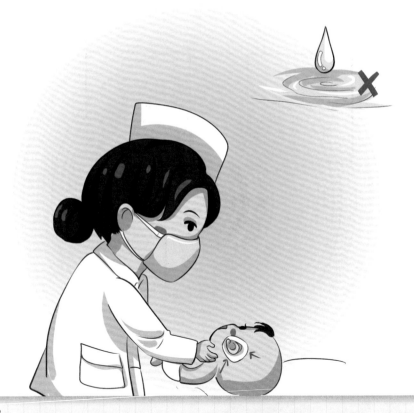

二、"移花接木"的拯救行动

小馨馨在医院的时候，还看见一些年龄跟她差不多大的小朋友。虽然没有自己这么严重，但耳朵看上去也不好看。他们还能通过耳模矫正吗？

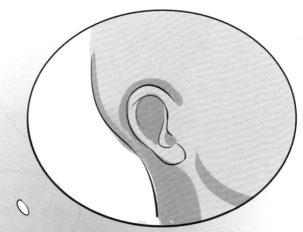

现在还可以进行耳模矫正吗？

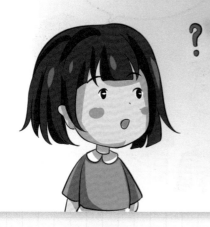

医生说，有些小朋友已经错过了最佳耳模矫正的时间，但医生还是有办法治疗的，那就是耳整形手术。

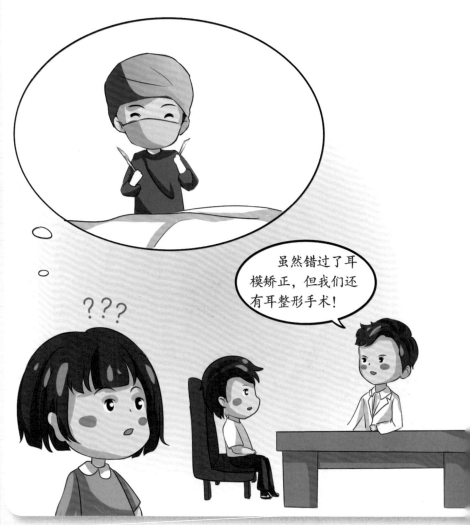

虽然错过了耳模矫正，但我们还有耳整形手术！

???

由于耳朵在儿童阶段生长较快，耳整形手术的年龄一般为5岁以后。通过重塑耳软骨形状并解决皮肤分布问题，使耳朵尽可能恢复正常外观，也就是"移花接木"。耳朵的外形各异，手术技术也很多，医生会根据每个人的情况，设计出最适合的手术方案。

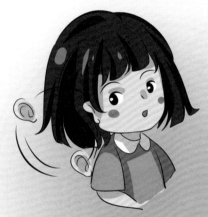

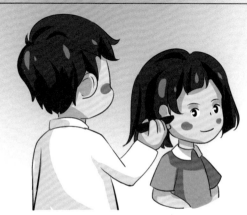

重塑耳软骨形状　解决皮肤分布

　　那需要住院吗？年龄小的孩子如果配合度比较差，是需要住院做全麻手术的。如果能够配合，也可以选择门诊局麻手术。通常术后 10~14 天拆线，术后 3~6 个月内避免挤压碰撞。

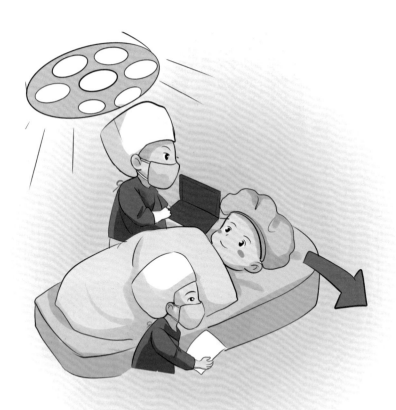

第三章

听不见，我该怎么办呢？

一、耳听八方的神奇"头带"

听力缺陷会影响孩子对语言的理解和表达，尤其是孩子出生后到6岁这个阶段，是言语发育的关键时期。

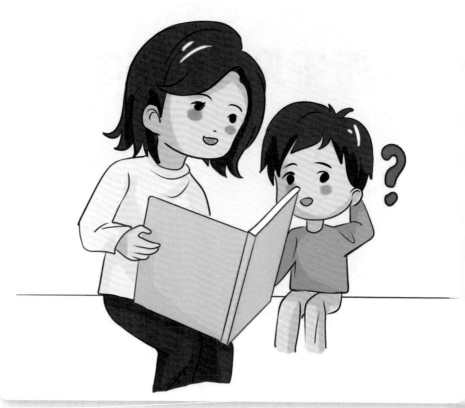

为了满足孩子最基本的言语发育需求，可以在6个月之后接受听力康复治疗。此时存在2个问题：①6岁以前很难通过手术改善听力；②没有耳洞则难以佩戴传统助听器。别着急，我们有神奇的头带式骨导助听器。它可以不经过耳朵就让孩子听到声音。

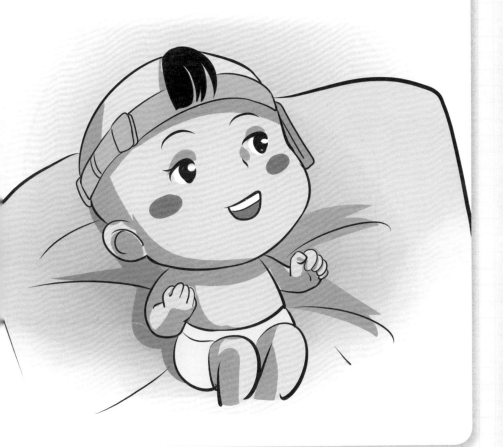

这时小朋友和家长们不禁产生了大大的疑惑，不经过耳朵怎么就能听见声音呢？

其实我们可以通过 2 种方式听见声音。第 1 种是通常所理解的空气传导（简称气导）；第 2 种是骨导——声波通过颅骨振动传递至内耳进而使人们听见声音。

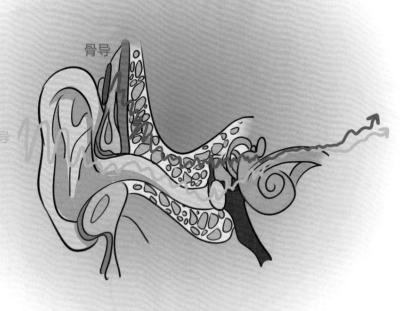

通常情况下，我们听到的声音是以空气传导为主。但是当外耳及中耳受损时，声音通过空气传导受限。

经过专业的听力测试，符合标准的小朋友就可以使用头带式骨导助听器啦！双耳畸形的小朋友由于双耳听觉受损，我们强烈建议早期佩戴头带式骨导助听器来改善言语发育。

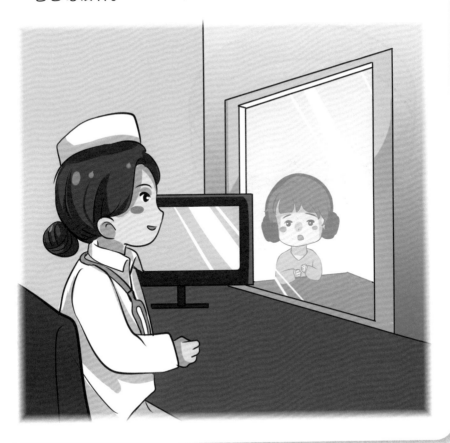

下面我们来看看头带式骨导助听器长什么样子吧。

它由 2 个部分组成：带有金属基座的头带和磁吸式的声音处理器。声音处理器里的麦克风接收声音，再通过基座将声音振动传递至内耳。头带的样式也很多，选择一种自己喜爱的吧！

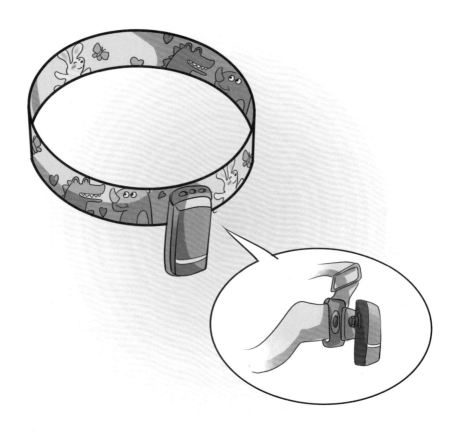

　　头带式骨导助听器在使用时有一个适应的过程，有时候还需要找医生对它进行调试。家长们也可以通过孩子对声音的反应和言语发育情况来观察佩戴效果。

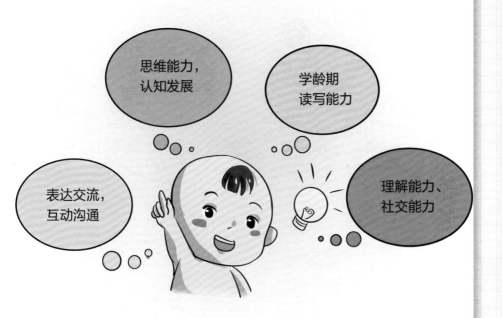

它可不太防水哦！洗澡、游泳时记得把它摘下来保护好！

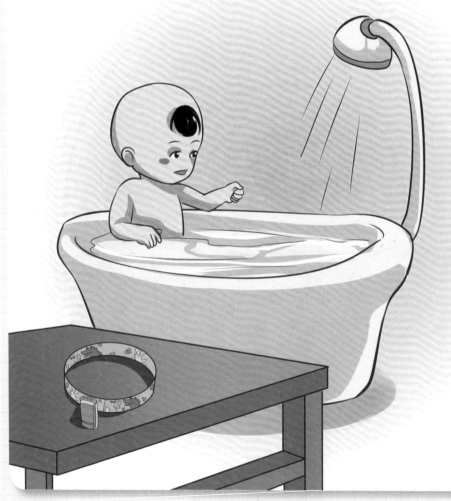

二、给耳朵装一个"开关"

　　诊室内，小馨馨妈妈说："我家小馨馨已经用头带式骨导助听器很久了，听别的家长说植入式的更方便，我家孩子能用吗？"医生回答道："是的，植入式骨导助听器就类似于给耳朵装一个神奇'开关'，不仅使用方便，效果也更好。"

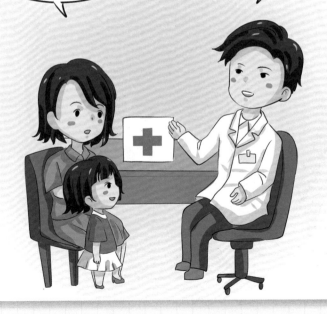

我家小馨馨已经用头带式骨导助听器很久了，听别的家长说植入式的更方便，我家孩子能用吗？

是的，植入式骨导助听器就类似于给耳朵装一个神奇"开关"，不仅使用方便，效果也更好。

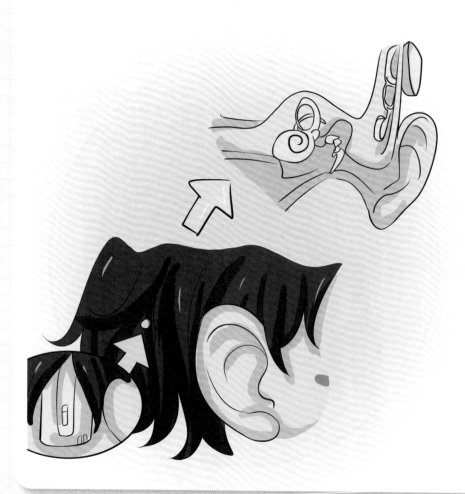

什么是植入式骨导助听器呢？它是一类通过将声音转化为振动信号并传递至内耳的助听设备。主要由声音处理器和钛合金植入体这 2 个结构组成。

　　植入式骨导助听器主要分为 2 种。一种是主动式骨导助听器，植入体可以振动并驱动颅骨；另一种是被动式骨导助听器，它是由声音处理器振动，带动植入体被动振动，并通过磁力间接驱动颅骨。每一种植入式骨导助听器都有它的适应证和利弊，年龄要求也不同，需要咨询专业医生进行选择。

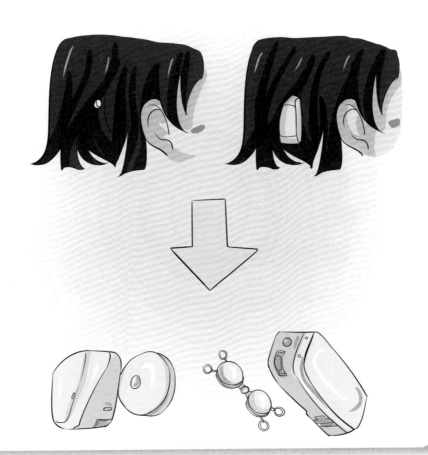

虽然孩子通过使用头带式骨导助听器，可以满足基本的言语发育需要，但随着年龄增长，孩子的社会化需求越来越高，头带式骨导助听器会给人际交往带来一定的不便。此外，不同类型的骨导助听器在声学效果上也有不同，而植入式骨导助听器可以给患者更多的选择。

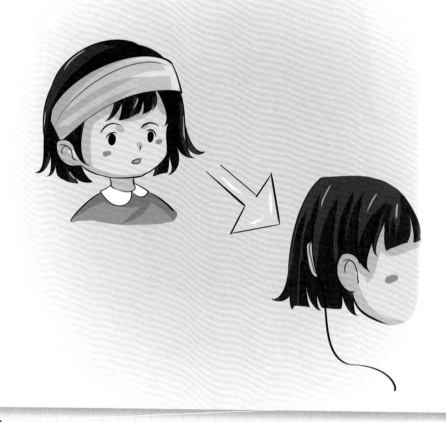

　　植入式骨导助听器在日常学习、生活、运动时均可佩戴，携带和使用方便，维护也相对简单。使用过程中需注意防尘、防水、防撞、防摔，保持设备清洁干燥。植入术后仍需定期随访，复查调试，以达到最佳使用效果。

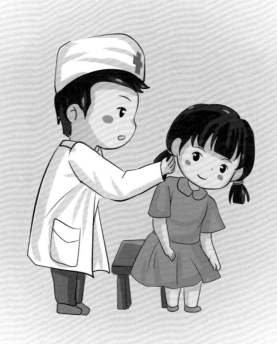

第四章

巧夺天工的全耳再造

一、"无中生有"的耳朵从哪儿来?

爸爸妈妈带着小馨馨来到医院就诊。医生在门诊接待了这个可爱的孩子,仔细检查了小馨馨的耳朵,同时也询问了孩子的年龄以及身高。妈妈说她今年5周岁,身高有1.1米了。

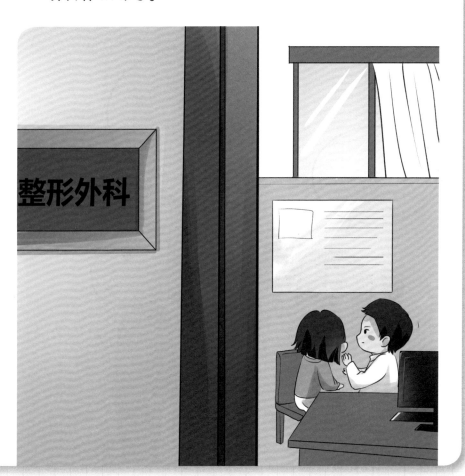

整形外科

　　医生对小馨馨的父母建议，等她年满 8 周岁以后再来做手术吧。小馨馨的父母对此疑惑不解。医生说："父母通常希望孩子在 6 岁上小学之前完成手术，但此时孩子的肋软骨发育还不够成熟，并不是手术的理想年龄，而且 8 岁的时候耳朵已经接近成人大小了。"

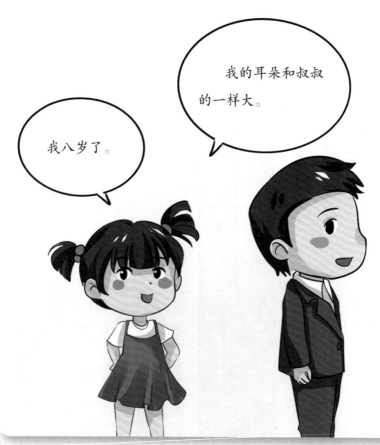

我的耳朵和叔叔的一样大。

我八岁了。

医生继续解释："8~10 岁是手术的理想年龄，若此时小馨馨的身高在 1.2 m 以上，胸围（剑突水平）大于 55 cm，就能够提供足量的肋软骨用于耳郭支架雕刻。"

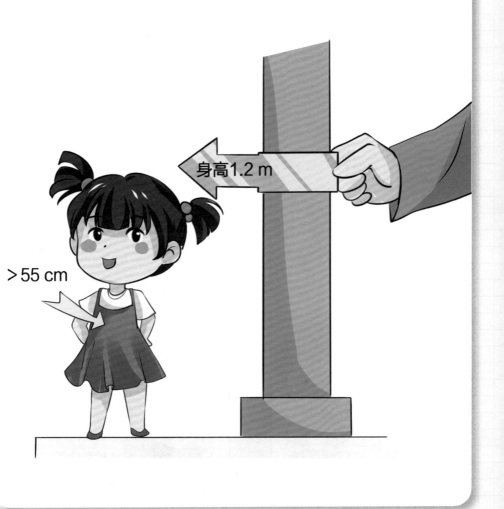

那有些小朋友超过了这个理想年龄，该怎么办呢？在身体快速发育的青春期（12~15周岁），人体肋软骨容易发生空心化改变，肋软骨质地疏松，此时雕刻的耳郭支架难以塑形且稳定性差；当成年之后，肋软骨又容易发生骨化，质地变硬变脆，难以雕刻或雕刻时易断裂。所以爸爸妈妈需要做好门诊随访，以便在合适的时机进行手术治疗。

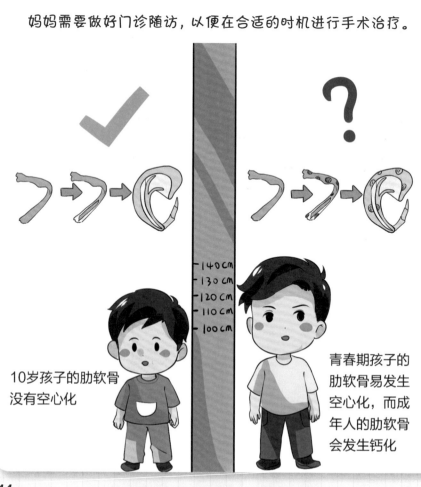

10岁孩子的肋软骨没有空心化

青春期孩子的肋软骨易发生空心化，而成年人的肋软骨会发生钙化

　　虽然自体肋软骨是目前全耳再造的首选材料，但如果决定不使用自身肋软骨的话，还可以采用人工材料进行全耳再造。

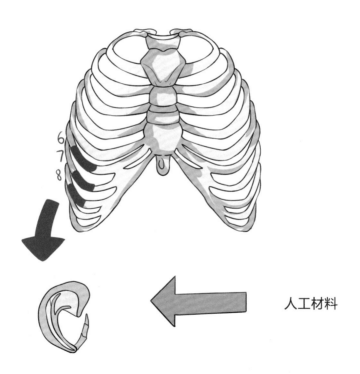

人工材料

　　小馨馨的爸爸妈妈也不必紧张。虽然每一项技术都有它的优缺点，但是在如今各类技术都逐渐完善和成熟的情况下，效果也越来越令人满意。请在医生的指导下，根据具体情况做出选择。

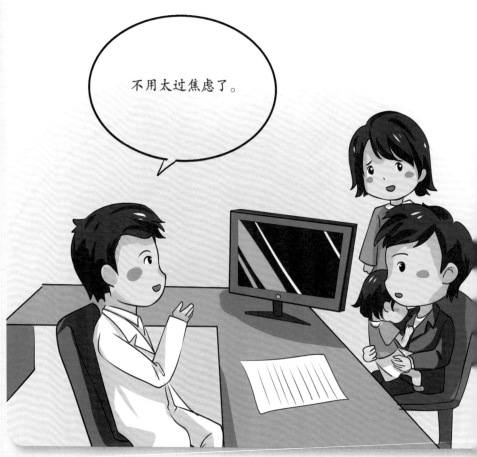

二、不用"画皮"，耳朵也能长出来

再造耳可以用自体肋软骨等作为支架，那么覆盖在上面的皮肤哪里来呢？需要使用魔法棒"画皮"吗？

目前全耳再造的皮肤处理有 3 种方式。

第 1 种是直接使用耳周皮肤（俗称直埋法），这种方法需要在二次立耳手术时进行耳后植皮。第 2 种是部分扩张法，这种方法需要预埋皮肤扩张器用以扩张皮肤，耳再造时耳后仍需部分植皮。第 3 种是完全扩张法，这种方法需要使用更大的皮肤扩张器，扩张后的皮肤能够满足耳再造的需求，而不用额外植皮。

每一种方式都有它的优缺点，请根据医生的指导做出决定。

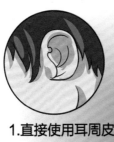
1.直接使用耳周皮肤

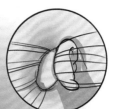
2.部分扩张法

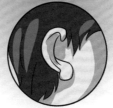
3.完全扩张法

　　说到这里爸爸妈妈肯定很疑惑，皮肤扩张器是什么？为什么要置入它呢？

　　皮肤扩张器就是一个弹性良好的水囊，通过注水使其不断膨大。通过手术置入空的扩张器，术后定期注入无菌生理盐水（俗称打水），慢慢把水囊撑大来满足手术需求。

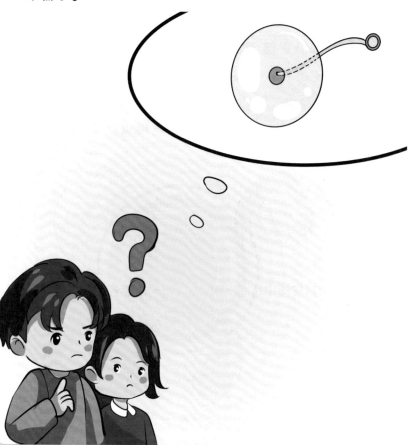

　　扩张器是如何注水的呢？注水过程会不会很痛？

　　扩张器由水囊、连接管和注水壶组成。注水就是使用注射器穿入注射壶，经过软管将无菌生理盐水缓缓地注射到水囊中。拔出注射器针头后，阀门可自动封堵，水是不会反流出来的。

　　注水使用的针头较细，且每日注水量并不多，所以人体几乎感觉不到疼痛，爸爸妈妈和小朋友不用太过担心。

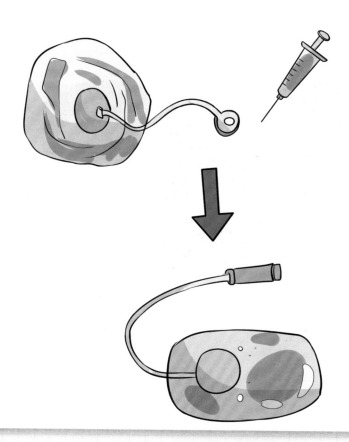

根据手术技术的不同，扩张器置入后的注水时间也不同，部分扩张法需要注水 1~2 个月，总注水量约 80 mL，完全扩张法需要注水 2~3 个月，总注水量约 120 mL。

注意：每日须将注水量记录在表格中。

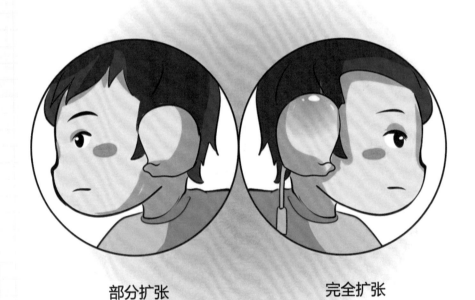

部分扩张　　　　　　　　　完全扩张

扩张器植入后有哪些注意事项呢？

1　保持手术区清洁；

2　避免扩张器植入部位受到剧烈的撞击以及蚊虫的叮咬；

3　勤观察扩张器，出现以下情况请及时就医：A.扩张器表面皮肤红肿、压痛或异常红疹；B.外置导管处有脓性分泌物；C.扩张表面皮肤变得过分薄、有破溃、局部成角；D.扩张器漏水或不能注水；E.自己无法判断的异常情况。

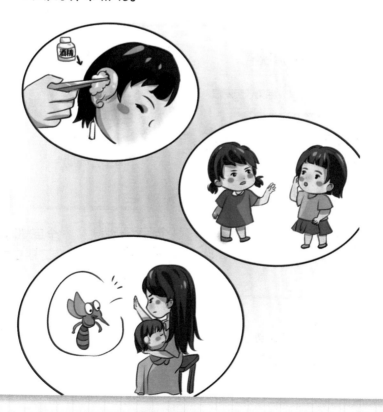

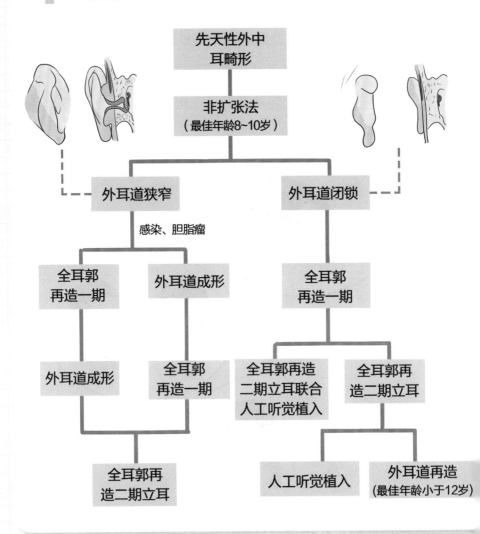

三、全耳拯救计划全攻略

Part 01

先天性外中耳畸形
↓
非扩张法
（最佳年龄8~10岁）

外耳道狭窄　　　　　　　**外耳道闭锁**

感染、胆脂瘤

全耳郭再造一期　　**外耳道成形**　　　**全耳郭再造一期**

外耳道成形　　**全耳郭再造一期**　　**全耳郭再造二期立耳联合人工听觉植入**　　**全耳郭再造二期立耳**

全耳郭再造二期立耳　　**人工听觉植入**　　**外耳道再造**（最佳年龄小于12岁）

Part 02

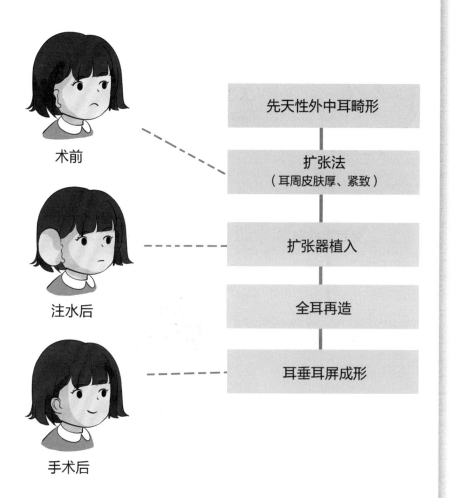

术前

注水后

手术后

先天性外中耳畸形

扩张法
（耳周皮肤厚、紧致）

扩张器植入

全耳再造

耳垂耳屏成形

Part 03

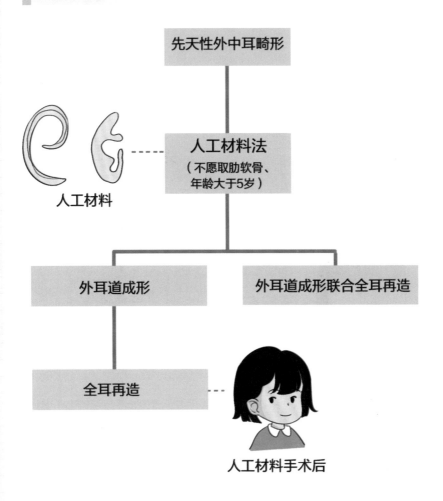

先天性外中耳畸形

人工材料

人工材料法
（不愿取肋软骨、
年龄大于5岁）

外耳道成形

外耳道成形联合全耳再造

全耳再造

人工材料手术后

第五章

重建外耳道，可不仅仅是"开个洞"

一、"挖个耳洞"，就能听见吗？

有些小朋友不仅耳朵像个小花生，并且常常伴随着外耳道小，甚至没有外耳道的情况发生。医生告诉爸爸妈妈这是外耳道狭窄或闭锁。外耳道都没有，那"挖一个"，是不是就能听见了呢？要回答这个问题，需要先了解一下人是如何听到声音的。

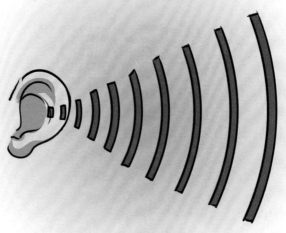

人是怎么听到声音的

比如声音的空气传导,当手机铃声响起(产生声波),耳郭收集到了声波,声波经外耳道传递至鼓膜,鼓膜的振动信号经中耳听骨链传递至内耳,内耳进一步将振动信号转换为神经冲动,使得大脑听觉中枢感知到铃声,进而拿起手机接电话。

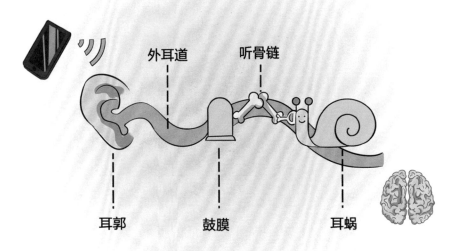

如果只是给小朋友"挖"个外耳道，就能听见吗？通常外耳畸形程度越重，中耳畸形也越重，而内耳很少出现问题。如果只是"挖"个外耳道，而不去处理中耳畸形，那么听力的改善程度其实是很有限的。

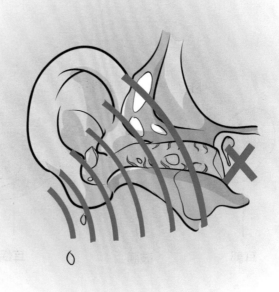

有家长会说："那我们在'挖'耳道的同时也处理中耳不就好了吗？"是的，但不是每一个小朋友都有机会处理中耳的。有些小朋友的中耳发育比较差，甚至没有发育，就很难通过手术获得理想听力了。

听小骨实际的大小

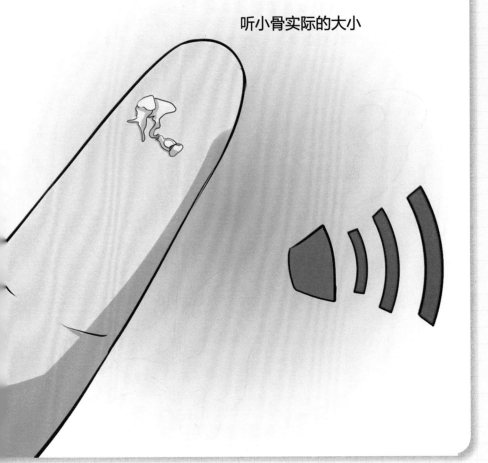

如果孩子的手术条件都很好，什么时候能"挖"外耳道呢？

如果孩子已有一个小"耳洞"（外耳道狭窄），可以在6周岁之后通过手术扩大外耳道，同时医生会根据情况开展听力重建术；但如果没有"耳洞"的话（外耳道闭锁），通常建议在青春期之后（12~15周岁），根据中耳乳突CT检查结果来考虑是否行外耳道再造手术。

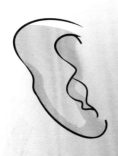

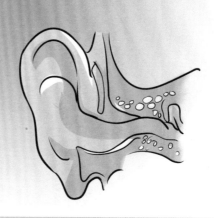

二、建造健康的外耳道,是个大难题

小馨馨想:"如果没有外耳道,那让医生叔叔给我'打'个耳道呀!但是,会不会有危险呢?"

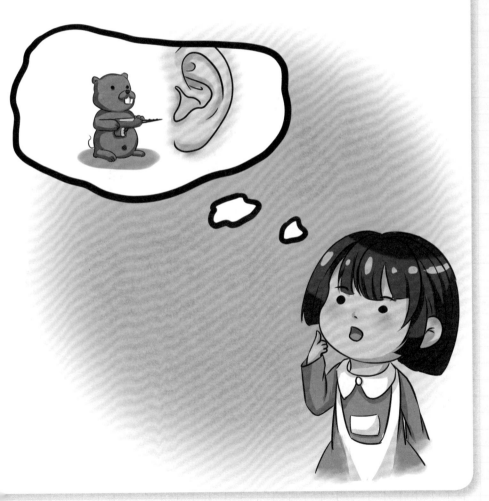

　　医生检查之后发现小馨馨的外耳道是闭锁的。给闭锁的外耳道"打个洞"是一个世界难题。主要存在3大风险：①"打的洞"有可能再闭锁；②"打的洞"有可能会一直溢出液体；③新造的耳膜会往外"跑"，也就是鼓膜外移。

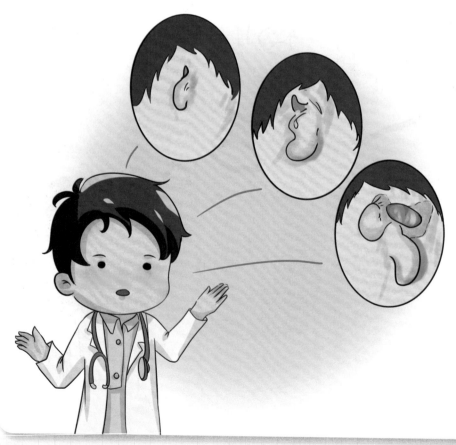

但如果小馨馨的外耳道是狭窄的,那么情况就不一样了。手术不是"打个洞",而是把狭窄的外耳道给扩大一些。如果外耳道不扩大,有可能会形成胆脂瘤从而破坏小朋友的耳朵。医生扩大外耳道的同时,还有机会把听力重建手术也给做了。

CT影像:狭窄的外耳道内形成了胆脂瘤

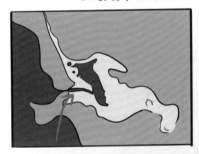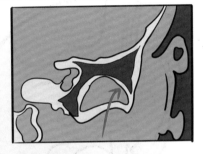

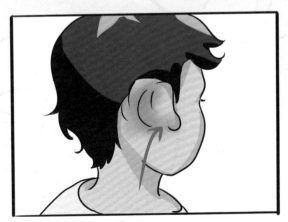

耳周有红肿表现

外耳道狭窄同外耳道闭锁最大的区别在于，外耳道狭窄的小朋友还保留了一些健康的外耳道皮肤。这些皮肤会帮助新耳道获得健康。对于外耳道狭窄的小朋友，医生还是很赞同帮助他们做手术的，因为不仅可以重建健康的外耳道，通常还能帮助恢愎理想的听力。

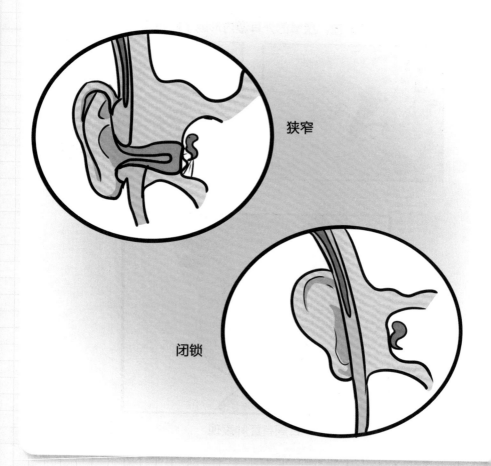

狭窄

闭锁

那么小馨馨怎么办呢？她好想有一个"耳洞"呀！不仅仅是需要正常的听力，有一个"耳洞"也更美观呢！别担心，医生已经有办法解决了。最新的临床研究成果表明，如果我们从小馨馨健康的外耳道那里取一小块皮肤，移植到闭锁外耳道那里，相当于有了一个健康的种子，再造的外耳道就能恢复健康啦！

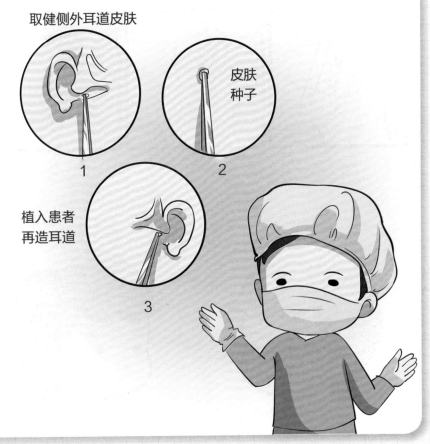

取健侧外耳道皮肤

1

皮肤种子

2

植入患者再造耳道

3

　　小馨馨最后还有一个疑问，"打了耳洞"之后会不会影响耳朵再造呢？对于这个疑问，也不用担心。目前已经建成了完备的功能耳再造技术体系，人们不仅可以获得满意的耳朵外形，还可以拥有健康的外耳道以及理想的听力结果。

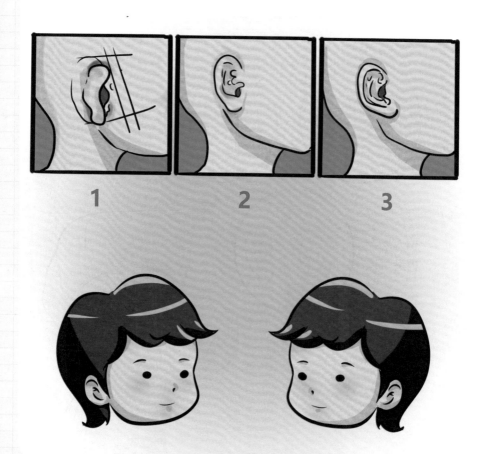

第六章

爸爸妈妈，陪我去手术吧

一、别怕，医院是"夏令营"

经过医生讲解，小馨馨知道通过手术就可以拥有好看的耳朵，开心地跳了起来。可是一想到要住院手术，她有些害怕，一个人怯怯地坐在角落里。

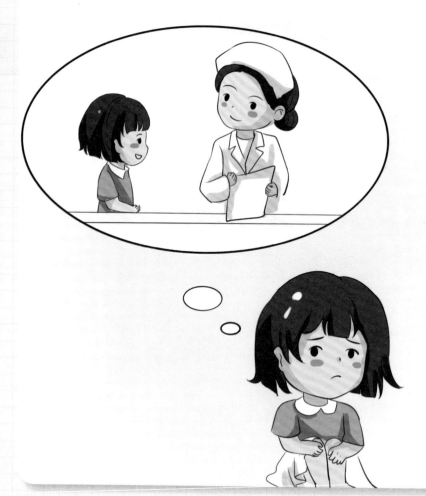

　　"我的新耳朵会不会好看？手术会不会很痛？扎针痛不痛？做手术还要跟爸爸妈妈分开一段时间……"妈妈发现了小馨馨的异常，走过去抱着她说道："馨馨，别害怕，爸爸妈妈会陪着你的。"

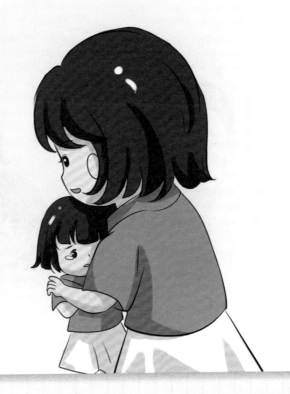

　　小朋友在入院及手术过程中会存在恐惧心理，从而出现各种不配合行为，比如哭闹、发脾气，甚至拒绝治疗等。这很正常，就算是成年人也会对手术存在恐惧呢！此时家长一定不能采用威吓、打骂的方式逼迫孩子，这样可能适得其反，导致小朋友更加抗拒住院及后续的治疗。

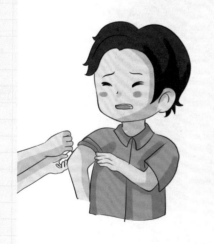
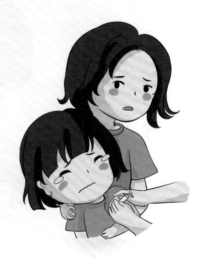

如何帮助小朋友战胜对手术的恐惧呢？有以下几点建议供家长参考：

1. 可以找一些关于"手术室探秘"的科普小视频，模拟手术场景，消除孩子的恐惧感；

2. 可以找已经完成手术的小伙伴"现身说法"，解答小馨馨的疑惑，这会比爸爸妈妈的解释更有说服力；

3. 也可以给小馨馨看看那些已经完成手术的再造耳图片，鼓励她只要尽力配合医生护士，也会得到和图片中一样好看的耳朵。

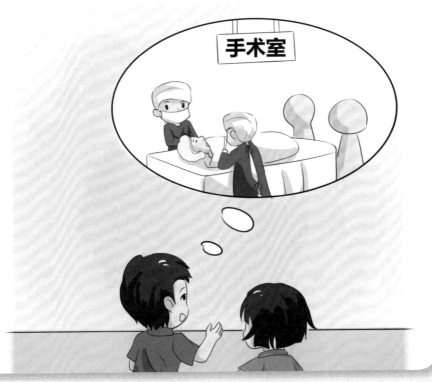

　　当然，亲子之间的沟通也是非常重要的。家长可以告诉小馨馨，医院是一个"夏令营"，里面有很多和她一样的"小耳朵天使"，他们可以成为好朋友，在一起玩游戏呢！医生和护士也会带她一起去寻找"耳朵精灵"，给小馨馨"安上"漂亮的耳朵……

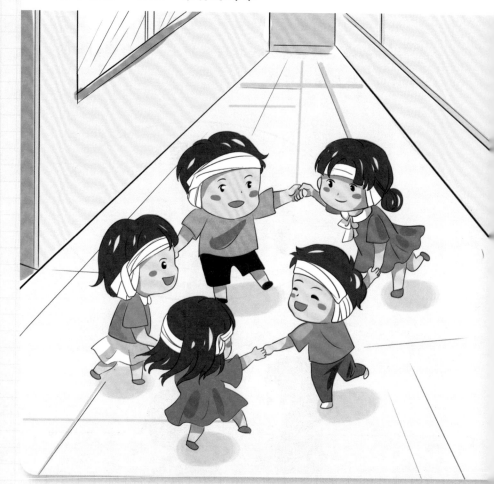

小馨馨听了爸爸妈妈的话后，变得一点也不害怕，开始憧憬这场"夏令营"了。

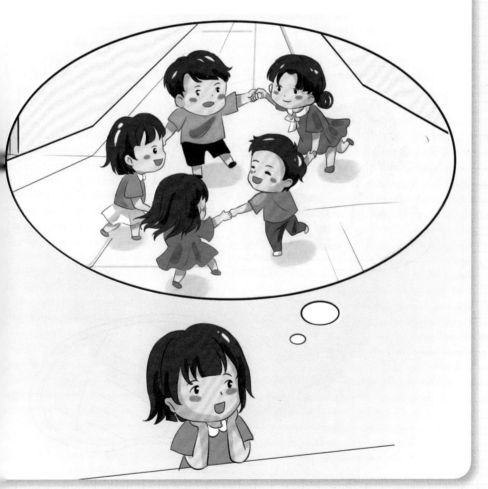

二、"夏令营"准备

经过专业医生的看诊，小馨馨符合手术条件，可以开启"夏令营"之旅，去寻找属于自己的耳朵了。接下来我们说一说在这场"夏令营"中，小馨馨和爸爸妈妈需要做哪些准备吧。

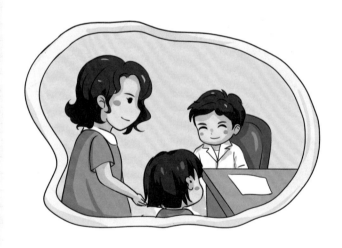

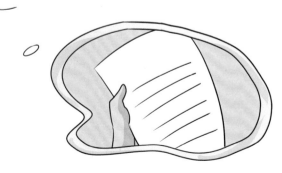

在小馨馨装上新耳朵的地方，可能会因为发际线较低而影响手术，需要事先配合医生做好耳周的脱毛工作，不然就会变成"毛耳朵"啦！不用怕，脱毛时会使用专业设备，再敷上一些麻药，就不会有明显的痛感了。

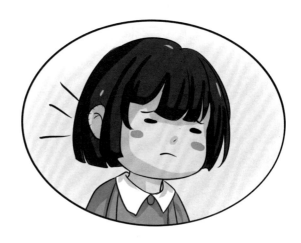

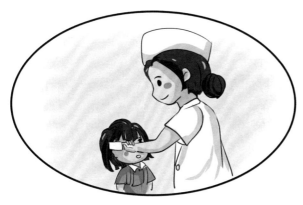

　　住院需要一周左右的时间，所以爸爸妈妈需要带上旅行箱，为小馨馨准备几套换洗的衣物（上衣最好是开衫哦），还有拖鞋、餐具、生活用品、少许食物以及喜欢看的书等。温馨提醒：不需要"穿金戴银"哟！

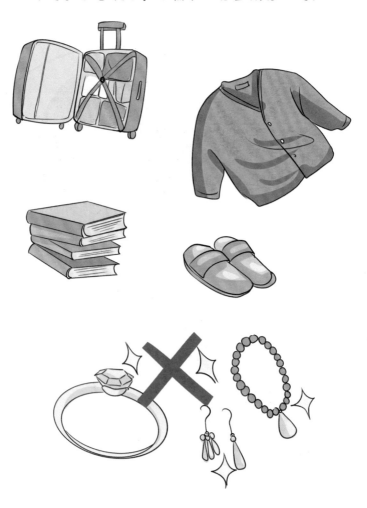

小馨馨入院前后需要完善各项术前检查，包括心电图、验血、拍胸片、B超检查、听力测试等。

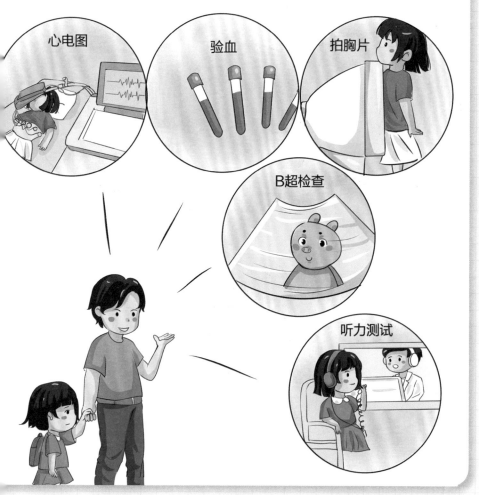

心电图

验血

拍胸片

B超检查

听力测试

入"营"后，小馨馨穿上了"制服"——病员服，乖乖地做好各项术前准备工作：洗澡、修剪指甲、理发、刷牙、备皮，长头发女生还需要编辫子。

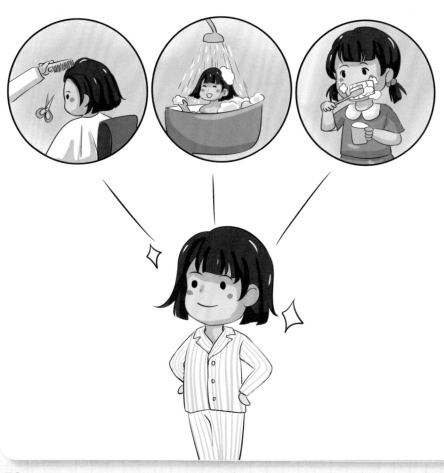

在手术当天，小馨馨一定要遵守禁食禁水的规定。千万、千万不能在禁食期间偷偷吃东西。如果偷偷吃了东西还不告诉医生，会在麻醉过程中出现食物反流，导致感染甚至窒息等危险情况。爸爸妈妈一定要特别注意哦！

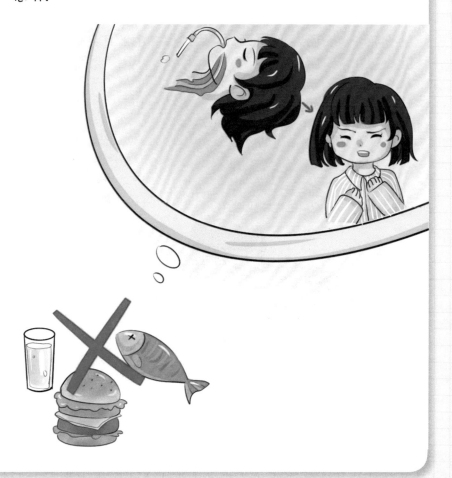

三、我不怕痛，伤疤是勇士最好的勋章

好似做了一个长长的梦，手术结束了。麻醉苏醒后小馨馨赶紧摸了摸自己的耳朵，说："咦？这厚厚的是什么？我的新耳朵去哪里了？"护士姐姐看到了，摸了摸小馨馨的头，安慰道："这厚厚的是纱布，可以保护你的新耳朵，等纱布取下来，就可以看到漂漂亮亮的新耳朵啦！"

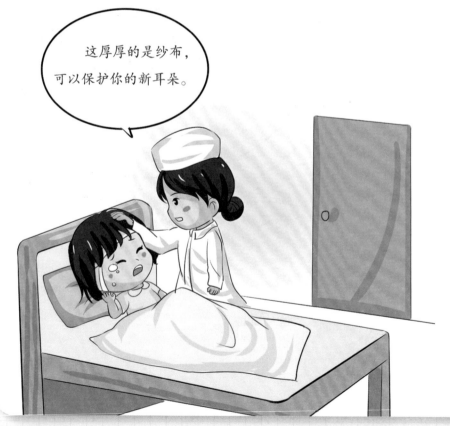

这厚厚的是纱布，可以保护你的新耳朵。

　　小馨馨听了点点头："哈哈，原来是这样……哎呀！"小馨馨捂着肚子疼得皱起了眉头。"肚子这里好痛，摇摇头耳朵也很痛。"护士姐姐拉起小馨馨的手，温柔地说道："小馨馨，医生已经把取下来的肋软骨做成新耳朵装上去啦！这两三天会有些痛的。当你晃动头的时候耳朵会痛，咳嗽或大笑的时候肚子会痛，都是正常的。"

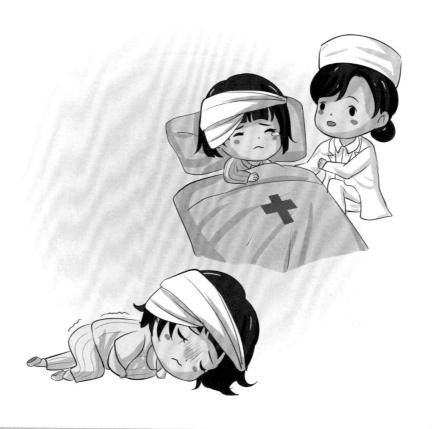

术后疼痛是很常见的，那么如何缓解疼痛呢？可以采取以下几点措施：

1. 在病床上可以采取健侧卧位或半卧位，不要对手术部位进行揉搓、压迫；

2. 饮食上我们可以进食软烂的半流质食物，尽可能地用健侧咀嚼；

3. 多吃新鲜水果和蔬菜，不要用力排便，以免增加腹压；

4. 下床活动时注意动作要缓慢，弯腰弓背，轻按胸腹部伤口，减少腹部张力。

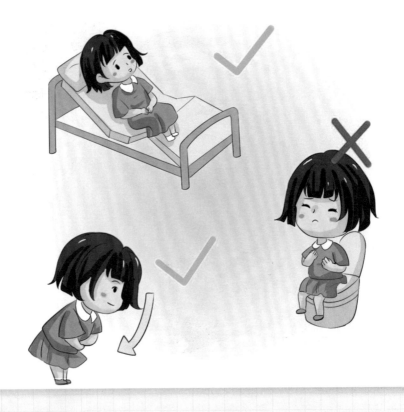

　　此外，还可以使用腹带来限制胸腹部活动，缓解切口疼痛。需要注意的一点是，小朋友不要一味地隐忍，如果感到疼痛剧烈甚至加重，一定要及时告诉医生和护士。合理使用药物或镇痛泵，帮助小朋友把疼痛这只小怪兽一起赶跑。

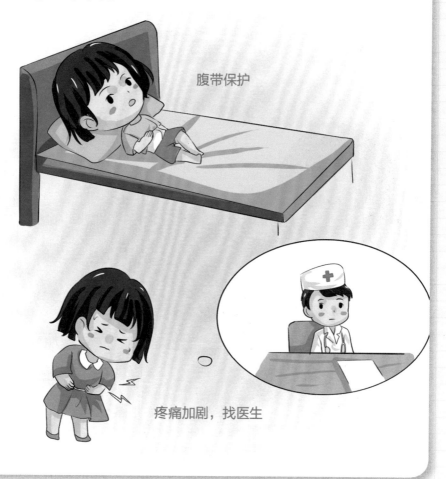

腹带保护

疼痛加剧，找医生

　　"伤口那里会留下疤痕吗？"小馨馨垂下了头。这里要告诉小朋友们，伤疤见证了每个"小耳朵天使"的勇敢。每个小天使都是勇士，赶跑"恐惧"和"疼痛"两个小怪兽，找到了属于自己的耳朵。伤疤是勇士最好的勋章。

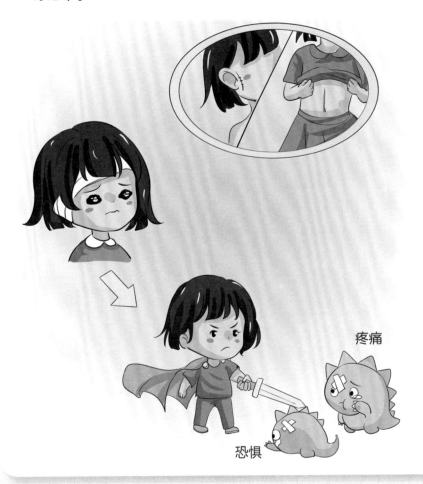

疼痛

恐惧

四、管子细又长，保护我有方

手术顺利回来的小馨馨身上多了几根细长的管子，这是做什么用的呢？别看它细细长长，作用可大着呢！它是小馨馨找到漂亮耳朵的关键，小馨馨跟爸爸妈妈一定要和护士共同守护好它。

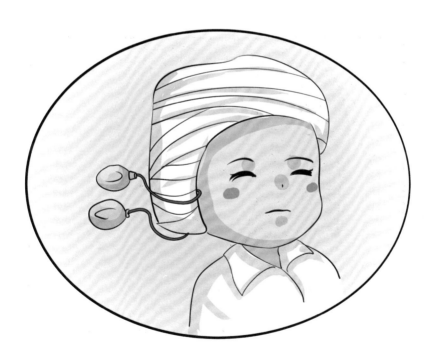

这些管子要陪伴小馨馨 5 天左右，它的作用是通过负压吸引将小馨馨手术部位的积血、积液引流出来，使得皮瓣紧贴支架或软骨从而保持塑形，同时也避免因积血、积液而引发感染等。

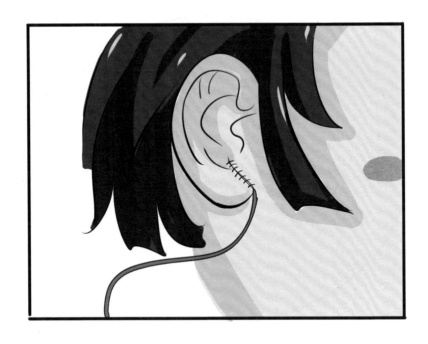

小馨馨和爸爸妈妈需要注意以下 3 点：

1 不要让管子受挤压、扭曲、折叠，以免造成引流不畅；翻身或活动时不要牵扯到管子；更换衣物时也不要忘记取下和戴上固定器以防止管子脱出。

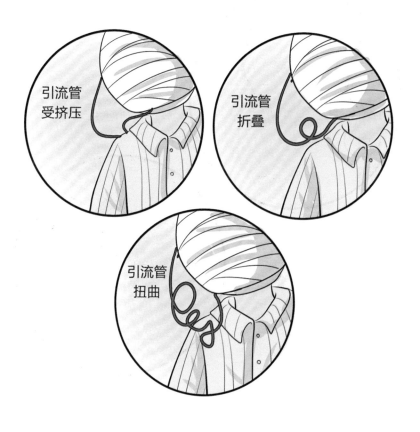

2　注意观察注射器或引流球内液体的颜色和性质，如果出现大量的鲜红色液体或者管子里有血凝块使得液体无法引流出来，要及时告诉护士或医生。

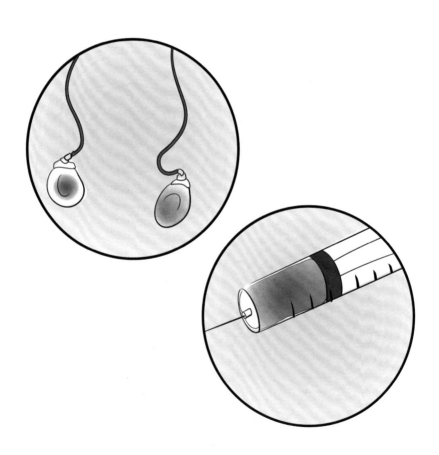

3 如果发现引流球捏瘪之后慢慢饱胀、注射器松脱或者小馨馨听到手术部位有"丝丝"的响声，也要及时告诉护士或医生。

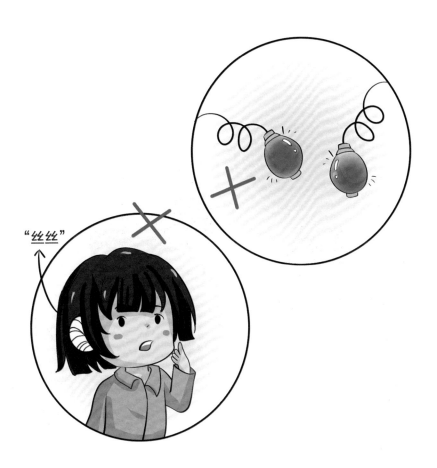

"丝丝"

　　小馨馨和爸爸妈妈也不要太担心这根管子，护士随时都会在身边，共同看管好它，最终能让小馨馨找到健康漂亮的耳朵。

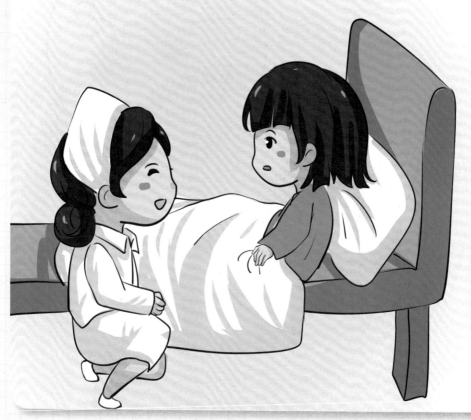

五、健康饮食和活动，才能元气满满

小馨馨做完手术后，保证充足的营养摄入和适当的活动会让身体恢复得更快、更好。一起来看看术后饮食和活动的注意事项吧！

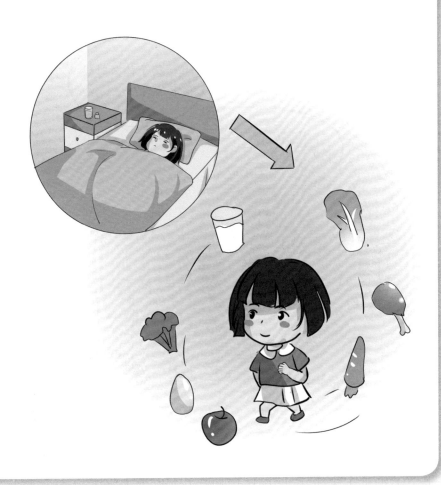

　　饮食方面：小馨馨从手术室回来当天，医生护士首先会判断小馨馨麻醉后的清醒状态，并对饮食进行指导。可先小口饮用温水，确定吞咽顺利后，再逐步增加饮食，少量多餐。

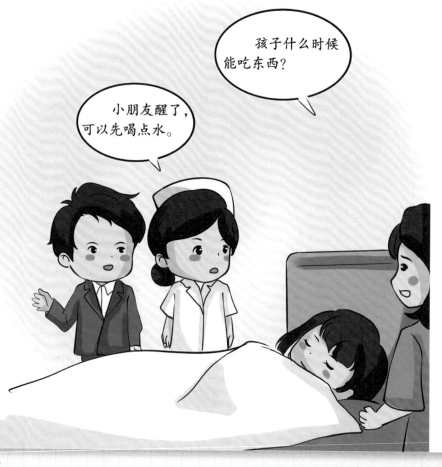

术后3天内进食半流质食物，比如粥、面条、馄饨等，3天后可进食软食。食物应营养丰富、清淡、易消化，如鱼肉、鸡肉、鸡蛋、新鲜蔬菜和水果等，保证每日的营养摄入，利于伤口及身体的恢复。1个月内避免食用坚硬、辛辣、刺激的食物！

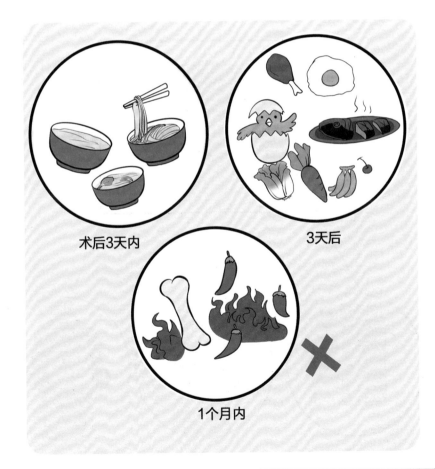

术后3天内

3天后

1个月内

　　术后早期咀嚼及吞咽可能会加剧腹部及耳部伤口的疼痛，但这种疼痛只是暂时的，会逐渐减轻。如果疼痛难以忍受，可以使用镇痛泵或告诉医生给予适当镇痛。爸爸妈妈也要多鼓励小馨馨，做坚强的小勇士。

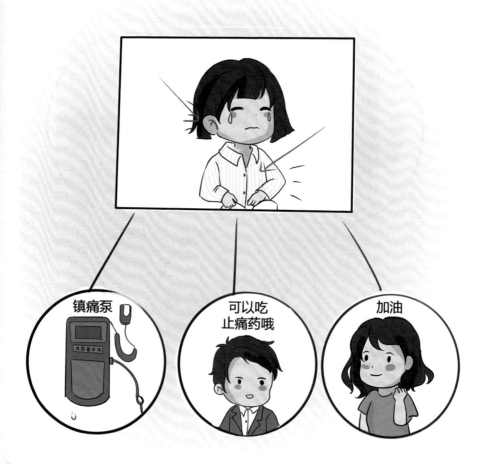

镇痛泵

可以吃
止痛药哦

加油

在活动方面，术后尽早活动好处多多：

1　促进胃肠蠕动，增加食欲；

2　增加肺活量，利于排痰，减少肺部感染的概率；

3　还可以预防下肢静脉血栓的形成。

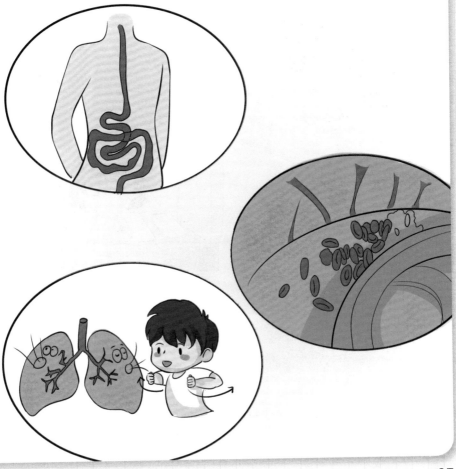

在护士姐姐的帮助下，术后当天小馨馨可以在病床上翻身、活动四肢等；术后第1天可以在他人协助下起床及下床活动。下床时先在床边慢慢挪动双腿，等适应了再走动，注意循序渐进，量力而行。

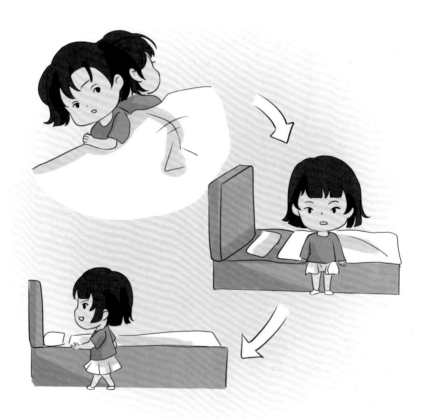

循序渐进，量力而行

小馨馨保持着健康饮食和活动，很快就能元气满满地恢复啦！

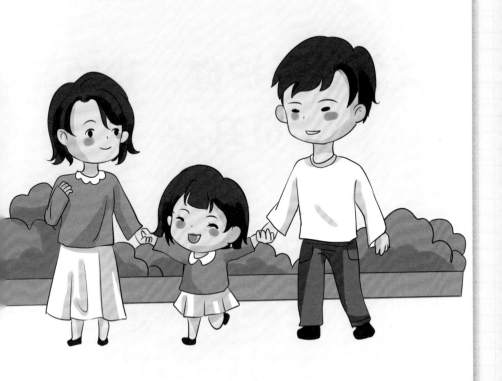

第七章

该怎么保护你，我的宝贝耳朵

一、神秘的太空舱

经过手术，小馨馨已经有了漂亮的再造耳。为了让再造耳可以更好地消肿，在拔除引流管后，就可以进行高压氧治疗了。什么是高压氧治疗？"神秘的太空舱"长什么样子？小馨馨需要注意些什么呢？

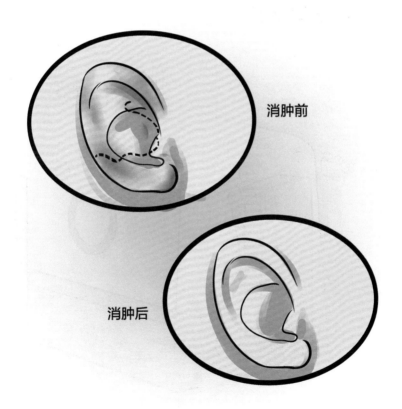

消肿前

消肿后

　　高压氧治疗，就是在一个高于大气压的密闭太空舱中，通过吸入纯氧或高浓度氧，改善局部缺氧状况，使局部血管收缩，降低毛细血管通透性，减少渗出，达到消除肿胀的过程。

"神秘太空舱"

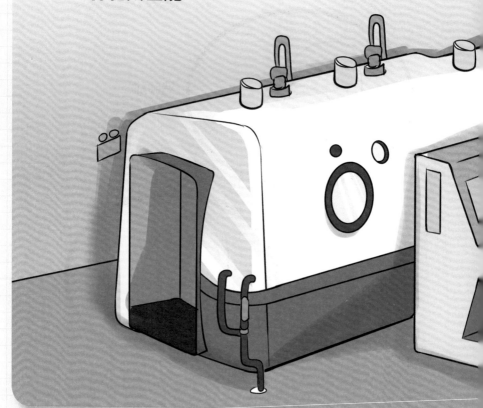

小馨馨在进舱前，需要做好以下准备：

1 排空大、小便，穿纯棉衣服；

2 不使用化妆品，不涂口红和指甲油；

3 不要吃得太饱，也不要吃容易产气的食物，如红薯、南瓜、土豆、豆浆等；

4 不要携带电子产品及易燃易爆物品进入"太空舱"；

5 准备一瓶矿泉水和一件纯棉的外套。

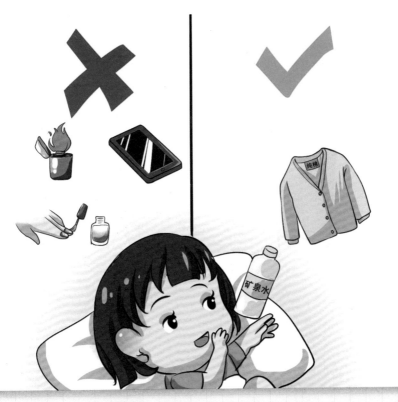

接下来小馨馨就要进入"神秘的太空舱"了，每次进舱时间大概2小时，虽然没有爸爸妈妈的陪伴，但小馨馨是个坚强独立的好孩子，不用害怕，只要乖乖听从医护人员的安排就可以了。

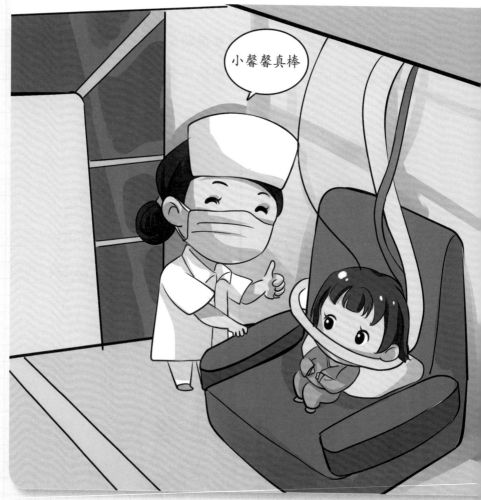

　　小馨馨在氧舱中会经历加减压的过程，可能会有些不舒服，这时可以通过捏鼻、吞咽、咀嚼来缓解这种不适感。如果持续耳痛不能消除，请及时呼叫工作人员。特别注意：在"太空舱"减压时由于空气膨胀吸热，舱内温度会降低，这时小馨馨一定要注意保暖，记得穿上自己事先准备的小外套。

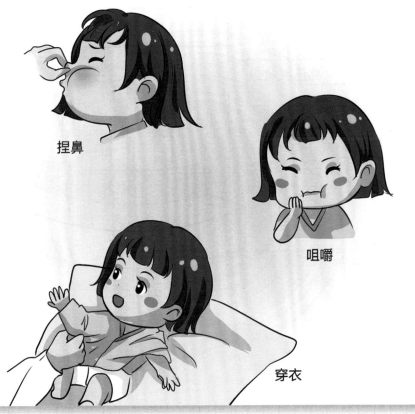

捏鼻

咀嚼

穿衣

那么小馨馨一共需要做几次高压氧治疗呢？

术后高压氧治疗请听从医生的建议。一般情况下，术后需要做 10 次左右，如果恰逢周末、节假日，中间断开几天也是可以的，爸爸妈妈可以就近选择有高压氧治疗的医院就诊（经济条件允许的情况下）。

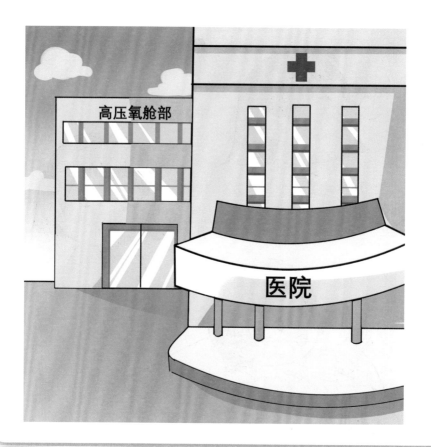

二、抚平瘢痕的秘诀

　　小馨馨在经历全耳再造一期和二期手术后，耳朵上、胸腹部留下了瘢痕。那这些瘢痕该如何处理抚平呢？

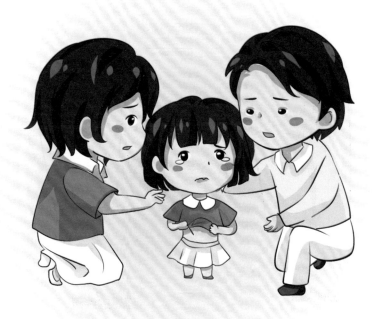

一般来说只要有皮肤切口就会有瘢痕。一期术后瘢痕通常并不明显，但是二期术中需要取皮植皮，术后瘢痕较重，部分患者表现为高出皮肤的紫红色肿物。瘢痕的理想形态为：呈细小的线状，触之平滑无增生，高度与周围皮肤持平，颜色相近。

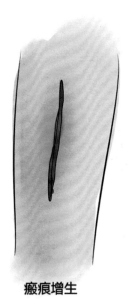

瘢痕增生

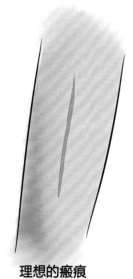

理想的瘢痕

　　爸爸妈妈在生活中，要注意馨馨瘢痕的护理，等拆完线伤口愈合了，可以选择含有硅酮成分的凝胶或药物进行涂抹！爸爸妈妈可以放心使用，每次只需在伤口上薄薄地涂一层就好，不需要涂得很厚。

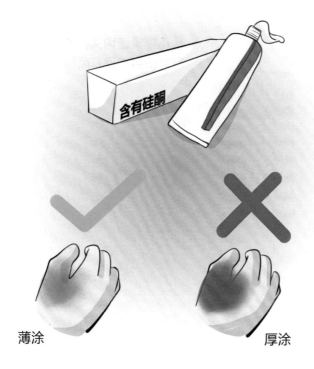

薄涂　　　　　　　　　　　　　　厚涂

二期术后，小馨馨胸腹部上的切口摸上去紧紧的。这是取皮之后的高张力切口，需要配合使用减张产品，一般建议使用6个月以上，以达到细线状的成熟瘢痕为最佳效果。现在市面上有减张胶布及减张器等医用产品，请到正规渠道购买，并在医生指导下正确使用。

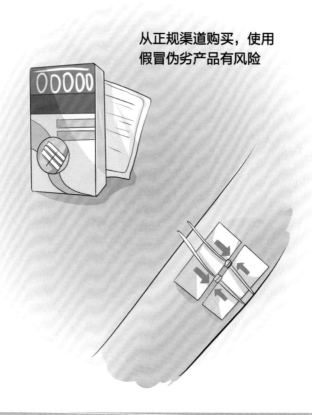

从正规渠道购买，使用
假冒伪劣产品有风险

　　还有一些好办法要告诉馨馨哦！如果馨馨的术后瘢痕开始增生，越早治疗效果越好。医生会根据瘢痕类型及阶段，采用药物注射、激光等进行规范化治疗。

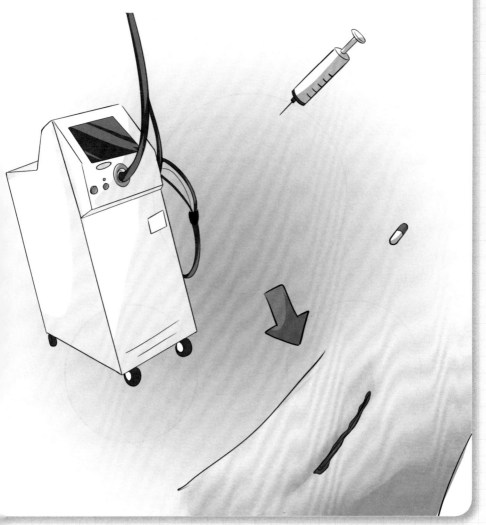

三、战胜寒风与烈日

经历了全耳再造一期和二期手术，小馨馨的新耳朵是非常娇嫩的。日常生活中不仅要避免挤压和碰撞，还要预防冻伤和晒伤这类"魔法攻击"哦！

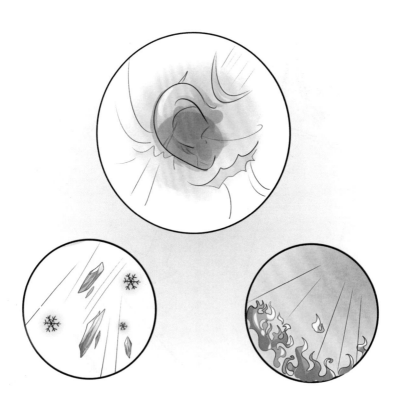

当遇到寒潮、暴风雪等极寒天气情况时，因耳部皮肤极其娇嫩、纤薄，极易因保护不当造成冻伤。轻者造成皮肤一过性损伤，重者可导致再造耳的坏死。

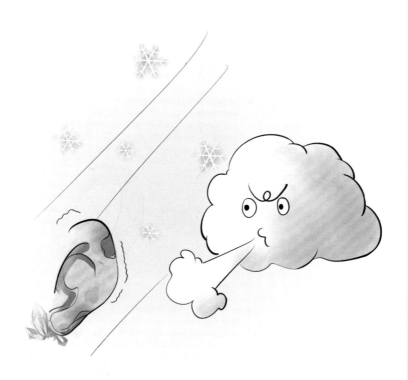

　　防止冻伤的保护措施有以下几点：①在术后专用耳罩外覆盖棉花或棉垫，起到防风防寒的作用；②避免使用市面上的保暖耳罩，因为它们会压迫再造耳造成软骨吸收。

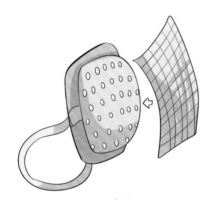

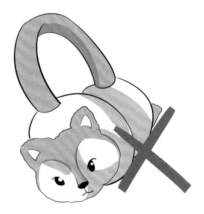

会压迫，不能用

　　晒伤是因皮肤过度暴露于烈日下所致。晒伤按严重程度可分为Ⅰ度和Ⅱ度。Ⅰ度仅损伤皮肤的表皮层，Ⅱ度损伤了更深的真皮层。晒伤的皮肤可有灼热感或刺痛感，表现为红斑、水肿或水疱等。

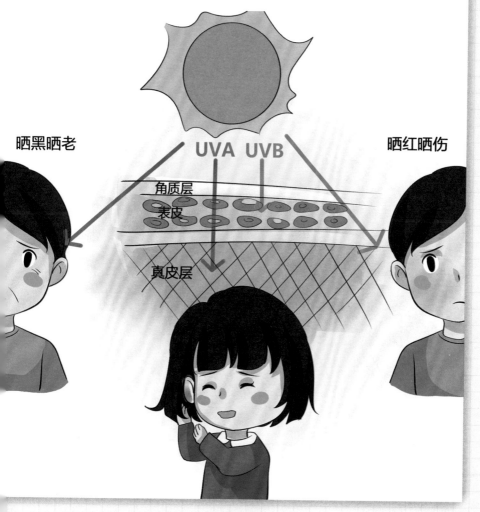

　　防患于未然，皮肤晒伤是可以预防的。避免烈日曝晒，外出要撑伞，戴宽边帽或者是渔夫帽，避免戴鸭舌帽等会压迫到耳朵的帽子。

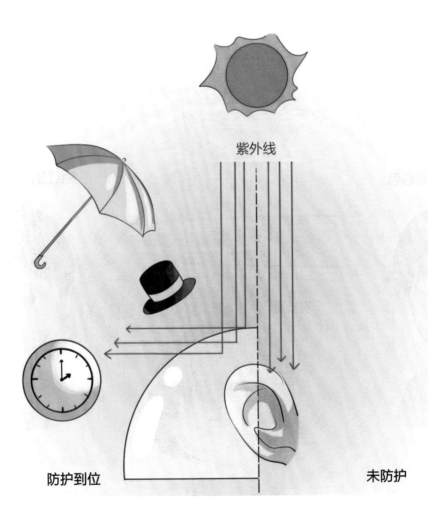

紫外线

防护到位　　　　　　　　　　　　　　　　未防护

四、睡觉好动怎么办

小馨馨珍贵的"重生"之耳来之不易，如果长时间压迫再造耳会引起其供血不足，出现局部感染坏死等可能。所以爸爸妈妈和小馨馨一定要注意对耳朵的保护，尤其是小馨馨睡觉的时候，千万不能放松警惕，不要压迫再造耳。可是小馨馨睡觉的时候总是不老实，喜欢动来动去，该怎么办呢？

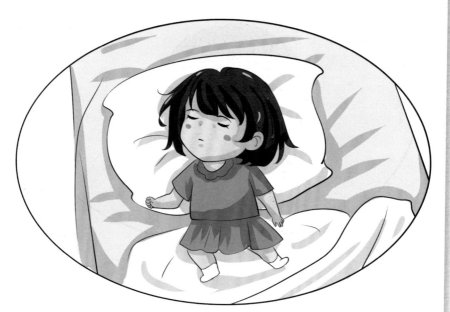

易压迫耳朵的睡姿

接下来教大家一些日常保护的小妙招。

首先，术后待拔除负压引流管后（即术后 5~7 天），就可以建议小馨馨佩戴保护耳罩了（耳罩可网上自行购买），这样可以避免耳部的碰撞和挤压。

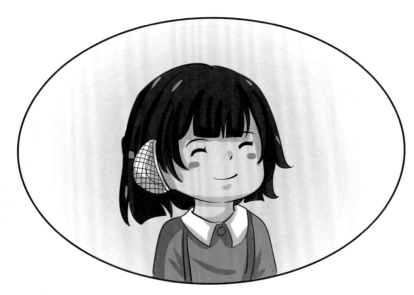

耳罩

其次，在枕头的选择上，爸爸妈妈可以给小馨馨选用松软型枕头或者有孔的护耳枕，避免使用质地较硬的硅胶类枕头，这样可以减少枕头对再造耳的压迫。

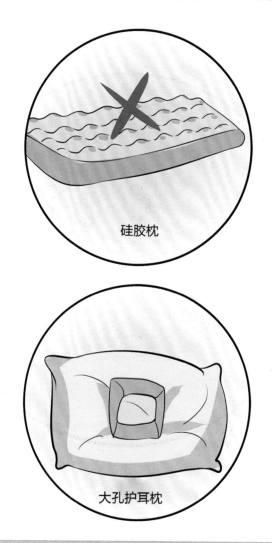

硅胶枕

大孔护耳枕

　　另外针对好动的小馨馨，爸爸妈妈可以在她的身体两侧各放一个玩偶，起到固定身体的作用，减少小馨馨的翻身频率，避免压迫到再造耳。

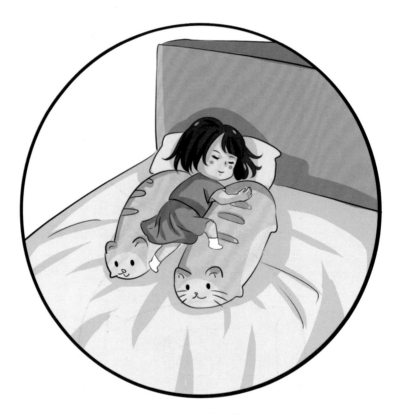

用玩偶固定睡姿

术前可适当培养小馨馨健侧或平卧的睡眠习惯，如果小馨馨短时间内调整不过来，爸爸妈妈也可以在她睡觉时将柔软的纱布或棉垫适当垫在耳周，防止耳部过分受压。

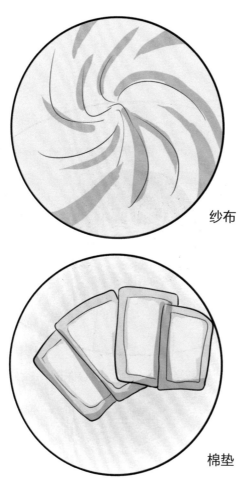

纱布

棉垫

最后，耳罩的佩戴需要坚持到术后半年到一年，因为皮肤和支架需要一个长时间的修复过程。偶尔的压迫和碰撞虽不会对耳朵产生太大的影响，但还是要处处当心，用心保护它哦！

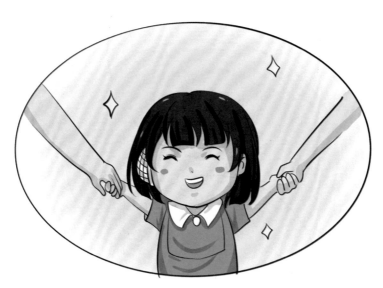

佩戴半年到一年，用心保护

五、耳朵怕不怕水呢？

做完手术以后，爸爸妈妈该如何护理小馨馨的手术切口呢？小馨馨的耳朵能不能碰水？什么时候才能洗个香喷喷的澡呢？别着急，先来学习怎么护理手术后的切口吧！

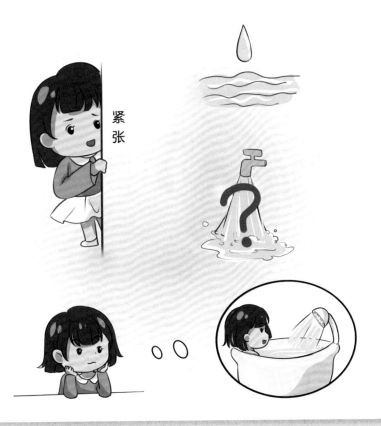

紧张

切口护理的准备：①医用酒精棉球或者生理盐水（可以在正规药店购买）；②镊子（使用前用沸水消毒或者使用一次性镊子）；③剪去指甲，用中性洗手液或肥皂洗净双手。

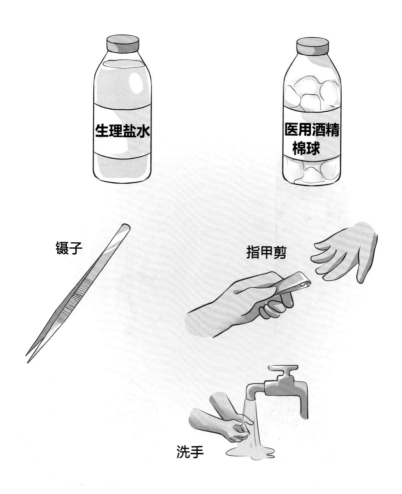

生理盐水

医用酒精棉球

镊子

指甲剪

洗手

切口护理的具体操作：①每天固定时间进行消毒擦拭，无须过于频繁，避免表皮损伤，当切口流血渗液时需及时擦拭，保证切口清洁干燥；②用医用酒精棉球或者生理盐水清洁小馨馨耳朵以及胸腹部有缝线的地方，轻轻擦拭掉即将脱落的血痂。

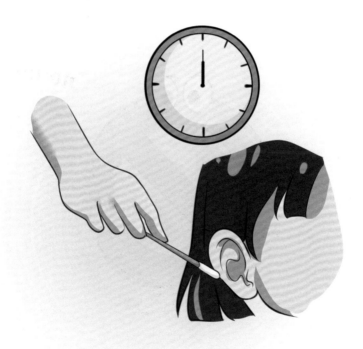

那小馨馨的耳朵到底可不可以碰水呢？在拆线之前小馨馨的耳朵和胸腹部切口都不可以碰水哦！若碰水有可能造成切口感染，影响愈合，严重的甚至导致手术失败。

拆线前

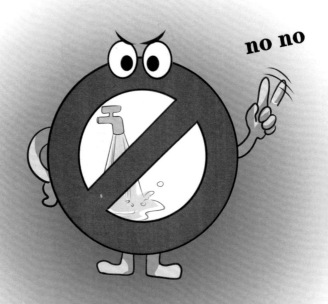

一般术后 10~14 天要回到医院复诊拆线，拆线后 2~3 天，伤口完全愈合后就可以碰水了。咱们小馨馨就可以洗个香喷喷的澡啦！

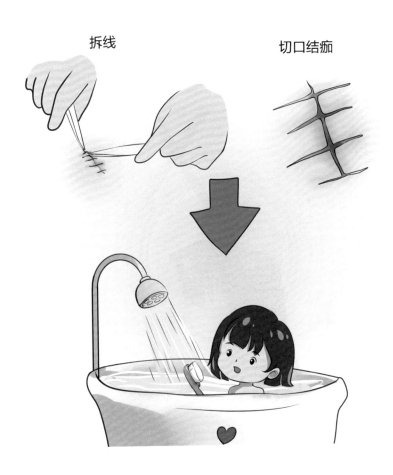

拆线　　　　　　　　切口结痂

　　洗澡时避免使用刺激性的洗发水和沐浴露，洗澡后用医用酒精棉球再次擦拭消毒耳部和胸腹部切口，清除死皮以及堆积的皮脂分泌物。

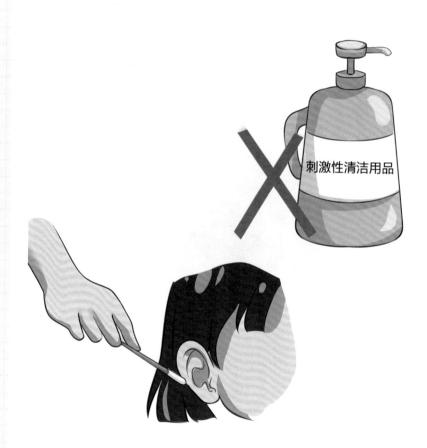

刺激性清洁用品

六、重归课堂和操场

做完手术以后，喜欢运动的小馨馨什么时候才可以和小伙伴们一起玩耍呢？回到学校以后要不要上体育课呢？

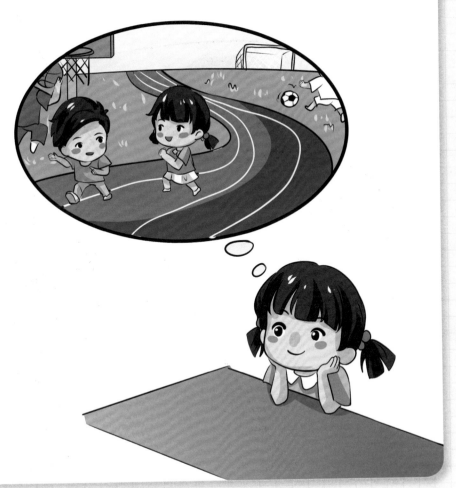

　　手术后小馨馨需要卧床休息 1~2 天，根据自身情况鼓励尽早下床活动，这有益于身体的恢复。起初胸腹部伤口会比较痛，可以用手适当按压。术后 2 周左右，伤口已经愈合，就可以进行散步等活动。回校以后，需要和老师沟通，暂停体育课，避免剧烈运动。

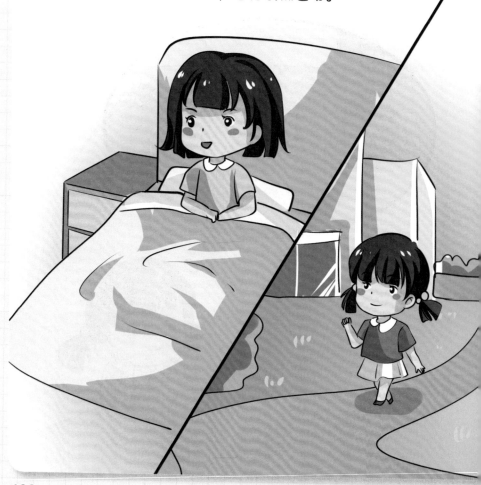

手术1个月后可以逐步增加运动量，但是要注意再造耳的保护，避免碰撞造成耳朵移位或者变形。推荐开展单人运动如慢跑、跳绳，不宜参加群体性运动，如足球、篮球等。

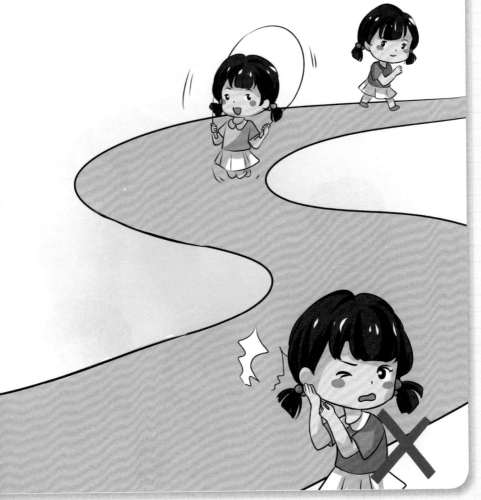

　　手术 3 个月后可以适当参加体育锻炼，如跑步、乒乓球和游泳等。半年后身体已完全恢复，可以开展各类运动，对抗性运动时需佩戴耳郭保护罩。根据情况术后3~6个月，小馨馨就可以去上体育课啦！

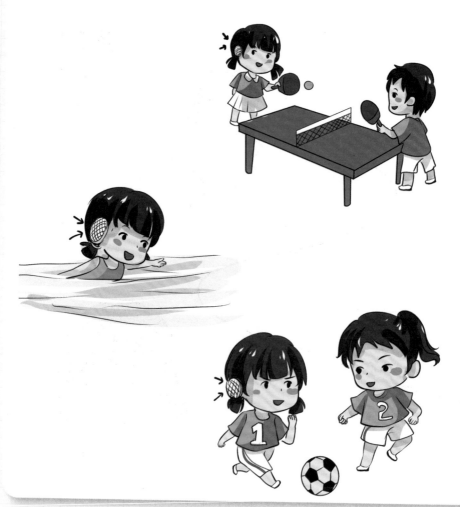

　　温馨提示：手术后的早期下床活动有助于伤口的恢复。如果想进行运动，一是注意运动方式，二是根据身体情况循序渐进地增加运动量及运动强度。

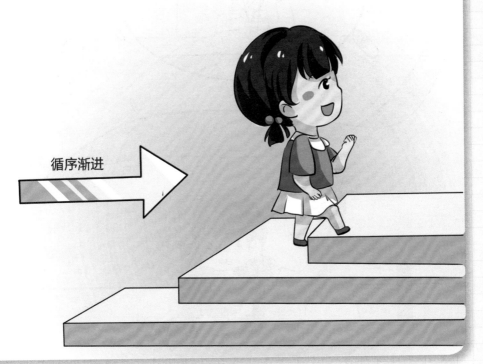

循序渐进

如果在运动过程中，不慎伤到再造耳或者伤口有任何不适，一定要马上告诉爸爸妈妈，网上通过正规渠道咨询医生或者到医院就诊。

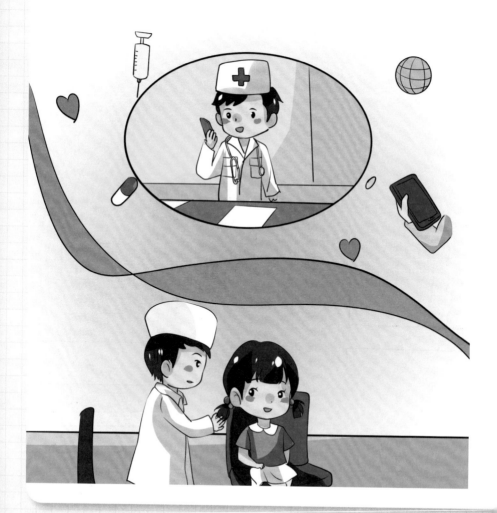

七、宝贝耳朵的"故障说明书"

小馨馨的耳朵"装"好以后，爸爸妈妈也要看一下本节的"故障说明"哦！如果耳朵发生问题了应该怎么办呢？

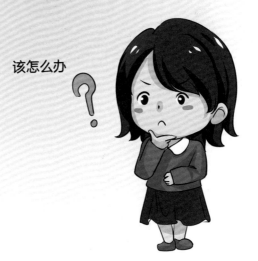

该怎么办

　　除了维持日常的清洁消毒，也要注意手术的耳朵不要被碰撞挤压。爸爸妈妈要关注小馨馨的耳朵有没有出现感染、外伤或支架暴露等异常情况。如果出现异常情况，我们应该怎么办呢？

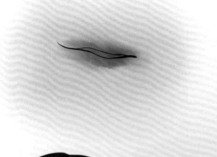

感染

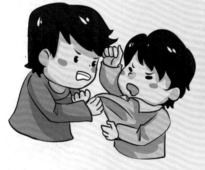

打架 ➡ 外伤

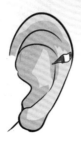

支架暴露

1 感染：如果切口周围有红肿、流脓、剧烈疼痛，并出现体温升高甚至高热不退等症状，需考虑是否发生了感染。切口流脓时可以先用医用酒精棉球擦拭，体温升高时可以先用冰袋冷敷额头、腋下或者用湿毛巾擦拭身体等进行物理降温，后续爸爸妈妈须及时带小朋友去医院就诊。

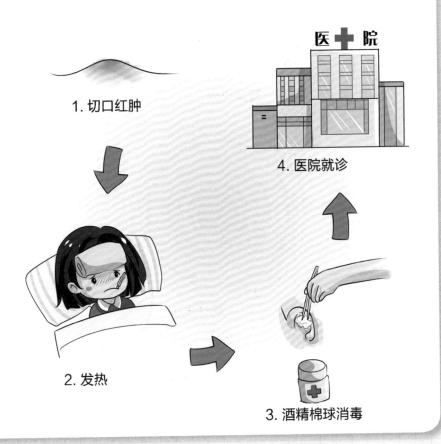

1. 切口红肿

4. 医院就诊

2. 发热

3. 酒精棉球消毒

2 外伤：如果手术耳在术后被碰撞挤压，爸爸妈妈也不要过于惊慌，冷静观察手术耳有无出血、皮肤破损、软骨支架外露或者污物附着等问题。如果有少量出血，爸爸妈妈可以用消毒的酒精棉球轻轻按压出血点，直至不再出血。

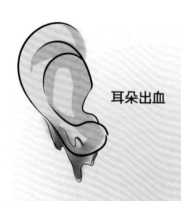

耳朵出血

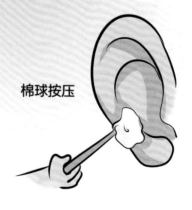

棉球按压

3 支架暴露：如果皮肤破损时出现支架暴露，首先应保持局部的清洁干燥，如果暴露处有污物附着，爸爸妈妈也可以应急处理一下，比如先用酒精棉球清除污物，然后网上咨询医生或者立即带小朋友到医院就诊。

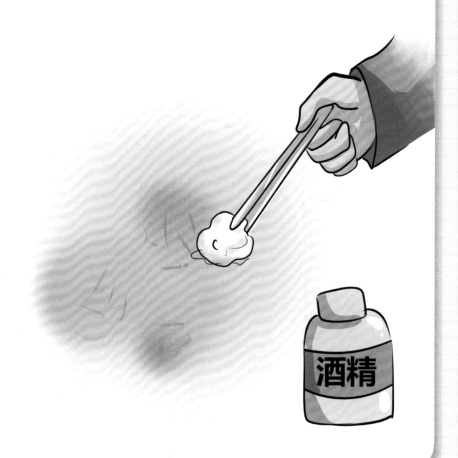

　　前往医院就诊时，请准备好小朋友的门诊病历本、身份证、医保卡或就诊卡等。如果情况紧急，请立即前往就近医院急诊处理，避免耽误治疗。

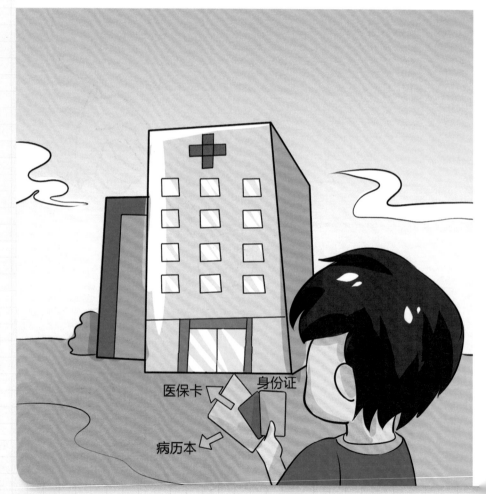

八、我和医生有个约定

　　出院回家休养期间，爸爸妈妈每天都要按医生、护士的嘱咐，精心护理小馨馨珍贵而漂亮的耳朵。小馨馨也要听爸爸妈妈的话，时刻保护自己的宝贝耳朵。当然，除了日常护理之外，也千万不能忘记定期到门诊复诊。

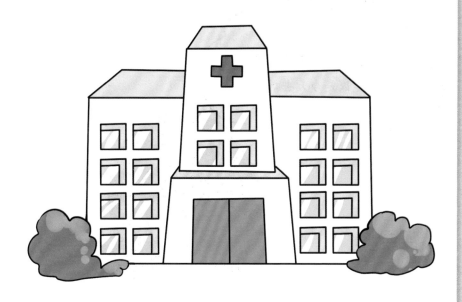

第一次复诊是耳再造一期术后 10~14 天，也是拆线的时间。今天要去医院复查了，小馨馨很早就起床，跟着爸爸妈妈来到医院复诊。医生仔细观察再造耳的恢复情况并拆除了缝线。

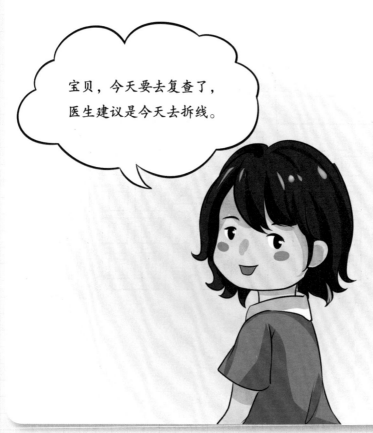

宝贝，今天要去复查了，医生建议是今天去拆线。

　　术后 1 个月的时候还要再次复诊，根据耳朵的恢复情况，补充脱毛以及预约二期立耳手术的时间。

耳朵恢复不错，可以预约下次立耳手术了。

　　二期立耳术后的复诊时间和全耳再造一期是一样的。温馨小提示：立耳术后需要使用皮肤减张器，医生会把它贴在小馨馨胸腹部的伤口上。正确使用皮肤减张器可以有效预防瘢痕增生。

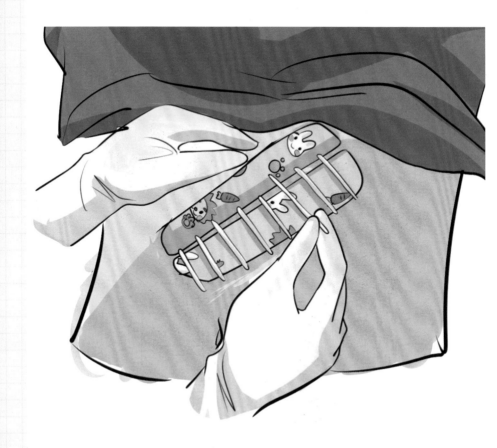

耳后扩张器植入手术，通常术后 1 周开始在门诊注水。隔天 1 次，持续 1 个月左右的时间。

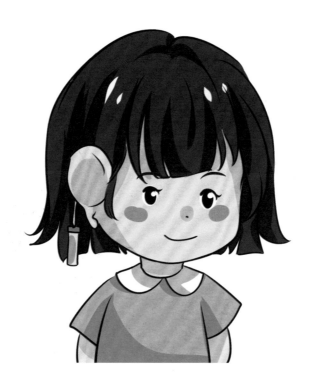

除复诊之外，如果出现伤口渗血、"红肿热痛"（感染）、皮瓣异常或全身发热等特殊情况，需要尽快联系医生、护士进行线上就诊或直接至医院就诊哦。

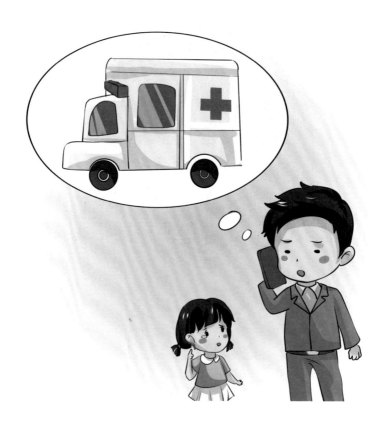

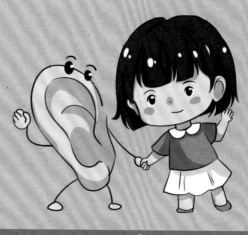

附

耳朵的重生日记

小朋友，你可太棒啦！你已经克服了重重困难，祝贺你今天顺利出院了！但是别忘记，回家后要继续照顾好你的新耳朵。明天起，我们一起付诸行动，每日打卡记录下耳朵的重生吧！

每日打卡记录

记录 项目	一期术后 第____天	二期术后 第____天
清洁消毒		
红肿情况		
结痂情况		
疼痛情况		
高压氧舱		
拆线情况		
扩张器注水		
是否压迫		
瘢痕预防		
复诊情况		
活动情况		

记录下今天特别的事情吧	
一期术后第 _____ 天	二期术后第 _____ 天

每日打卡记录

记录 项目	一期术后 第 _____ 天	二期术后 第 _____ 天
清洁消毒		
红肿情况		
结痂情况		
疼痛情况		
高压氧舱		
拆线情况		
扩张器注水		
是否压迫		
瘢痕预防		
复诊情况		
活动情况		

记录下今天特别的事情吧	
一期术后第 _____ 天	二期术后第 _____ 天

每日打卡记录

记录 项目	一期术后 第 _____ 天	二期术后 第 _____ 天
清洁消毒		
红肿情况		
结痂情况		
疼痛情况		
高压氧舱		
拆线情况		
扩张器注水		
是否压迫		
瘢痕预防		
复诊情况		
活动情况		

记录下今天特别的事情吧	
一期术后第 ＿＿＿ 天	二期术后第 ＿＿＿ 天

每日打卡记录

记录 项目	一期术后 第 ____ 天	二期术后 第 ____ 天
清洁消毒		
红肿情况		
结痂情况		
疼痛情况		
高压氧舱		
拆线情况		
扩张器注水		
是否压迫		
瘢痕预防		
复诊情况		
活动情况		

记录下今天特别的事情吧

一期术后第 _____ 天	二期术后第 _____ 天

每日打卡记录

记录 项目	一期术后 第_____天	二期术后 第_____天
清洁消毒		
红肿情况		
结痂情况		
疼痛情况		
高压氧舱		
拆线情况		
扩张器注水		
是否压迫		
瘢痕预防		
复诊情况		
活动情况		

记录下今天特别的事情吧	
一期术后第 _____ 天	二期术后第 _____ 天

每日打卡记录

记录 项目	一期术后 第 _____ 天	二期术后 第 _____ 天
清洁消毒		
红肿情况		
结痂情况		
疼痛情况		
高压氧舱		
拆线情况		
扩张器注水		
是否压迫		
瘢痕预防		
复诊情况		
活动情况		

记录下今天特别的事情吧	
一期术后第 ＿＿＿ 天	二期术后第 ＿＿＿ 天

每日打卡记录

记录 项目	一期术后 第 ＿＿＿＿ 天	二期术后 第 ＿＿＿＿ 天
清洁消毒		
红肿情况		
结痂情况		
疼痛情况		
高压氧舱		
拆线情况		
扩张器注水		
是否压迫		
瘢痕预防		
复诊情况		
活动情况		

记录下今天特别的事情吧	
一期术后第 _____ 天	二期术后第 _____ 天

每日打卡记录

记录 项目	一期术后 第 _____ 天	二期术后 第 _____ 天
清洁消毒		
红肿情况		
结痂情况		
疼痛情况		
高压氧舱		
拆线情况		
扩张器注水		
是否压迫		
瘢痕预防		
复诊情况		
活动情况		

记录下今天特别的事情吧

一期术后第 ＿＿＿＿ 天	二期术后第 ＿＿＿＿ 天

每日打卡记录

记录项目	一期术后 第＿＿＿天	二期术后 第＿＿＿天
清洁消毒		
红肿情况		
结痂情况		
疼痛情况		
高压氧舱		
拆线情况		
扩张器注水		
是否压迫		
瘢痕预防		
复诊情况		
活动情况		

记录下今天特别的事情吧	
一期术后第 _____ 天	二期术后第 _____ 天

每日打卡记录

记录 项目	一期术后 第 _____ 天	二期术后 第 _____ 天
清洁消毒		
红肿情况		
结痂情况		
疼痛情况		
高压氧舱		
拆线情况		
扩张器注水		
是否压迫		
瘢痕预防		
复诊情况		
活动情况		

记录下今天特别的事情吧	
一期术后第 ＿＿＿＿ 天	二期术后第 ＿＿＿＿ 天

每日打卡记录

记录项目	一期术后第 _____ 天	二期术后第 _____ 天
清洁消毒		
红肿情况		
结痂情况		
疼痛情况		
高压氧舱		
拆线情况		
扩张器注水		
是否压迫		
瘢痕预防		
复诊情况		
活动情况		

记录下今天特别的事情吧	
一期术后第 _____ 天	二期术后第 _____ 天

每日打卡记录

记录 项目	一期术后 第 _____ 天	二期术后 第 _____ 天
清洁消毒		
红肿情况		
结痂情况		
疼痛情况		
高压氧舱		
拆线情况		
扩张器注水		
是否压迫		
瘢痕预防		
复诊情况		
活动情况		

记录下今天特别的事情吧

一期术后第 _____ 天	二期术后第 _____ 天

每日打卡记录

记录 项目	一期术后 第 ____ 天	二期术后 第 ____ 天
清洁消毒		
红肿情况		
结痂情况		
疼痛情况		
高压氧舱		
拆线情况		
扩张器注水		
是否压迫		
瘢痕预防		
复诊情况		
活动情况		

记录下今天特别的事情吧	
一期术后第 _____ 天	二期术后第 _____ 天

每日打卡记录

记录项目	一期术后 第 _____ 天	二期术后 第 _____ 天
清洁消毒		
红肿情况		
结痂情况		
疼痛情况		
高压氧舱		
拆线情况		
扩张器注水		
是否压迫		
瘢痕预防		
复诊情况		
活动情况		

记录下今天特别的事情吧	
一期术后第 _____ 天	二期术后第 _____ 天

每日打卡记录

记录 项目	一期术后 第 _____ 天	二期术后 第 _____ 天
清洁消毒		
红肿情况		
结痂情况		
疼痛情况		
高压氧舱		
拆线情况		
扩张器注水		
是否压迫		
瘢痕预防		
复诊情况		
活动情况		

记录下今天特别的事情吧	
一期术后第 _____ 天	二期术后第 _____ 天

每日打卡记录

记录 项目	一期术后 第 _____ 天	二期术后 第 _____ 天
清洁消毒		
红肿情况		
结痂情况		
疼痛情况		
高压氧舱		
拆线情况		
扩张器注水		
是否压迫		
瘢痕预防		
复诊情况		
活动情况		

记录下今天特别的事情吧

一期术后第 ＿＿＿ 天	二期术后第 ＿＿＿ 天

每日打卡记录

记录 项目	一期术后 第 _____ 天	二期术后 第 _____ 天
清洁消毒		
红肿情况		
结痂情况		
疼痛情况		
高压氧舱		
拆线情况		
扩张器注水		
是否压迫		
瘢痕预防		
复诊情况		
活动情况		

记录下今天特别的事情吧	
一期术后第 ＿＿＿ 天	二期术后第 ＿＿＿ 天

每日打卡记录

记录 项目	一期术后 第 _____ 天	二期术后 第 _____ 天
清洁消毒		
红肿情况		
结痂情况		
疼痛情况		
高压氧舱		
拆线情况		
扩张器注水		
是否压迫		
瘢痕预防		
复诊情况		
活动情况		

记录下今天特别的事情吧	
一期术后第 _____ 天	二期术后第 _____ 天

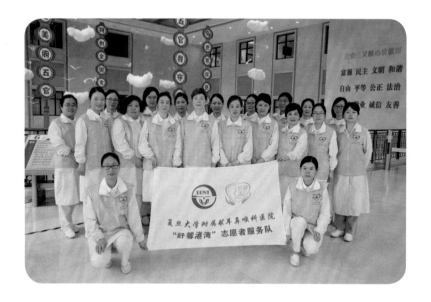

　　上海市红十字南丁格尔志愿护理服务队五官科医院分队是一支以复旦大学附属眼耳鼻喉医院护理团队为主体的队伍，于2010年5月组建成立，至今已服务奉献10余载，团队成员由原来的22名发展壮大至133名。

　　志愿者团队秉承"人道、博爱、奉献"的理念，以专科医疗资源为助力，以医院信息宣传平台为载体，以五官科普知识教育为主线开展公益科普讲座，至今累计服务对象过万人，服务时长达3000余小时。2018年借助"互联网＋"的模式，启动志愿者团队微信服务公众号，并以其为媒介开展线上义诊、专科讲座、科普微视频等活动。2021年更是结合专科特色为低视力及老龄人群开展"小馨馨读科普"活动，在信息多元化的大背景下，不断更新专科公益科普的形式，进一步扩大了服务人群和对象。同时，团队成员积极撰写科普文章，积累了丰富的专科科普宣传经验，并将眼耳鼻喉科科普知识通过多种形式向更多受众传播，2021年团队编写出版了《五官科健康指南》一书。

牢记初心，不负使命，10余年的坚守和奋斗使得志愿者团队得到了多方肯定，多次获得复旦大学附属眼耳鼻喉科医院志愿者基地"最美天使奖"、上海市红十字南丁格尔志愿护理服务队"优秀团队奖"等多项荣誉。

回顾过去、收获颇多，展望未来、任重道远。团队必将不忘初心，继往开来，致力在公益科普的道路上惠及更多受众，奉献爱心，回馈社会。